Knaur
MensSana

Von Kim da Silva sind außerdem erschienen:

Gesundheit in unseren Händen
Richtig essen zur richtigen Zeit
Kinesiologie
Energie durch Bewegung

Über den Autor:

Kim da Silva studierte Chemie, Physik, Botanik, Mikrobiologie und Lebensmittelchemie. Nach mehrjähriger Tätigkeit für einen pharmazeutischen Weltkonzern verbrachte er an der Universität in Benares ein Studienjahr (indische Philosophie und Yogawissenschaften), dem folgten verschiedene Studienaufenthalte in Japan und Südostasien. Später begann er mit der Ausbildung in Kinesiologie. Kim da Silva arbeitet heute als Kinesiologe, hält Seminare und Vorträge und gibt Einzelberatungen.

Kim da Silva

Meinen Körper in meine Hände nehmen

Mudras zur Balance und
zum Verstehen von
Gesundheit und Krankheit

Knaur
MensSana

Besuchen Sie uns im Internet:
www.knaur.de

Vollständige Taschenbuchausgabe
Droemersche Verlagsanstalt Th. Knaur Nachf., München
Dieser Titel erschien bereits im Mai 1999 unter der Bandnummer 76182.

Umschlaggestaltung: ZERO Werbeagentur, München
Umschlagfoto: Kim da Silva
Satz: ba · br
Druck und Bindung: Ebner Ulm
Printed in Germany
ISBN 3-426-87066-5

4 5 3

Widmung

Ich widme dieses Buch zunächst jenen Lesern, die mein erstes Mudra-Buch gekauft, studiert und angewendet haben. Und ich widme es allen Menschen, die mich in dieser Arbeit immer wieder motivieren.
Ich widme das Buch auch all den Lesern, die meinem ersten Buch zunächst nicht glaubten und trotzdem mit den Mudras gearbeitet haben. Durch ihre eigenen Erfolge erkannten sie den Nutzen der Mudras und machten fortan fleißig Gebrauch davon. Letztendlich waren es die Anwender des ersten Buches und ihre positiven Rückmeldungen, die mich zu diesem zweiten Buch über Mudras ermutigten.
Ich widme dieses Buch meinen Lehrern, von denen ich jene Details erfuhr, die ich dann zu einem Ganzen zusammensetzte. Erst dadurch konnte dieses Buch entstehen.
Ich widme dieses Buch meinen engsten Mitarbeitern, Do-Ri und Fritz, denn auch die größte geistige Arbeit ist nur dann für andere nützlich, wenn sie in Wort und Bild umgesetzt werden kann.

Danksagung

Dieses Wort erscheint mir im Zusammenhang mit diesem Buch etwas klein, weil mein Dank wieder einmal sehr groß ist. Ich hatte wirklich engagierte Helfer (auch aus dem Kreis der Verlagsmitarbeiter), die an der Entstehung des Buches maßgeblich beteiligt waren.
Stellvertretend für alle nenne ich die nimmermüde Do-Ri, die mich mit ihrem persönlichen Einsatz und mit ihrer moralischen Unterstützung immer wieder darin bestärkte, die Arbeit an diesem Buch fortzusetzen.
Danke!

Inhalt

Teil III

Zur Entstehung dieses Buches

Um dieses Buch zustande zu bringen, mußte ich die gesamten Mudras in meinem Fundus auf ein neues energetisches Niveau heben. Im Laufe der Jahre, die seit dem Erscheinen des ersten Mudra-Buches vergangen waren, hatten sich meine Kenntnisse erweitert. Somit sind nicht nur neue Mudras entstanden, sondern auch die bereits vorhandenen Fingermodi erschienen dadurch in neuem Licht.

Die Bearbeitung der Mudras und ihre Zuordnung zu Symptomen und Balancemöglichkeiten – beides war diesmal sehr umfangreich und aufwendig. Es waren sehr viel Zeit, große Stille und besondere Abgeschiedenheit erforderlich, damit das Buch entstehen konnte. Das I-Ging-Zeichen Nr. 3 (Dschun, die Anfangsschwierigkeit) war ständig dabei und mußte immer wieder überwunden werden. Wenn mir dies gelungen war, ging mir der Rest leicht, fast wie von selbst, von der Hand.

Keines meiner bisherigen Bücher kostete mich und alle Mitwirkenden soviel Zeit wie dieses Buch. Als Fundament dienten:

- 15 Jahre kinesiologische Praxis,
- 25 Jahre energetische Arbeit meinerseits,
- unzählige Erfahrungsberichte von Lesern und Kursteilnehmern. Meine Bitte, das aufzuschreiben, was ich in Kursen immer wieder erzähle und was man nirgends nachlesen kann, war so auch für mich von Nutzen.

Das Buch entstand also in Teamarbeit. Von mir kamen die Mudras, ihre Wirkungsweise und die Artikel. All das wurde von Do-Ri erfaßt, bearbeitet und gestaltet. Sie fügte stets ein paar Ergänzungen hinzu, denn sie hat den Blick des normalen Menschen. Durch ihre Fragen verhinderte sie immer wieder mein Abgleiten ins Fachliche, und sie formulierte Kompliziertes einfach und klar in verständlichen Sätzen.
Die Zeichnungen und Bilder in diesem Buch verdanken wir unserem lieben Fritz. Er vollführte am Computer wahre Wunder mit unendlicher Geduld und Ruhe, die er selbst noch zu später Stunde bewahrte.
Es war eine lange und intensive Arbeit, bei der wir alle viel gelernt haben. Auch hier hat es sich gezeigt, daß man an der Bewältigung der schwierigsten Situationen am meisten wächst. Das Erarbeiten dieses Buches zählt zu meinen größten bisherigen Herausforderungen. Ein Teil meines Lebens steckt darin – und nun wünsche ich mir, daß Sie, liebe Leser, den Inhalt dieses Buches zu Ihrem Nutzen verwenden können.
Nachstehende Bilder geben Ihnen einen kleinen Einblick in die Entstehung unserer Bücher.

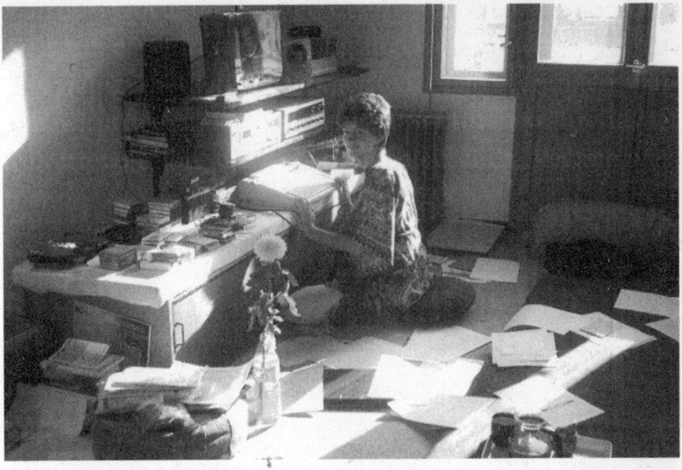

Wie es begann: Do-Ri an der Schreibmaschine (1989).

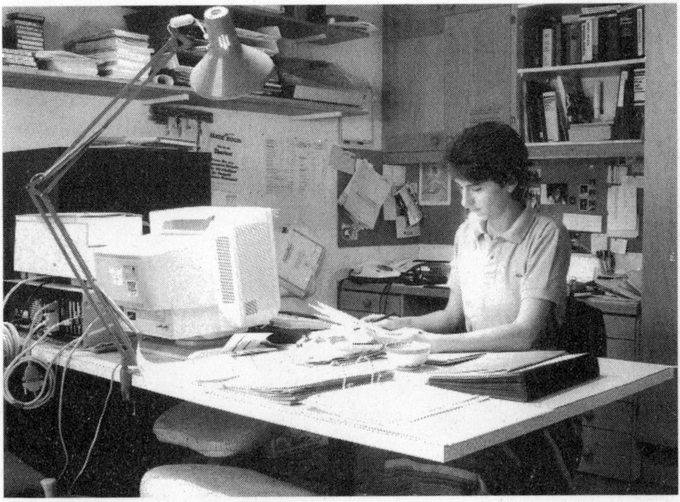

Wie es weiterging: Do-Ri am Computer (1994).

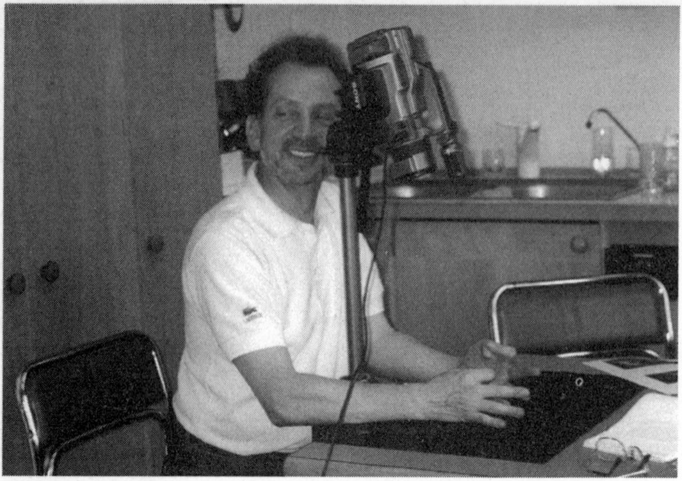

Der technische Stand hat sich erweitert: die Aufnahme der Fingerstellungen (1998).

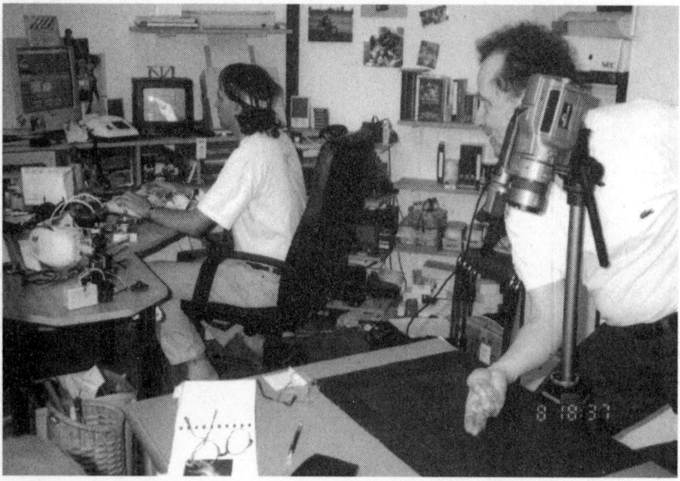

Kim kann mit Fritz über den Monitor die beste Haltung abstimmen.

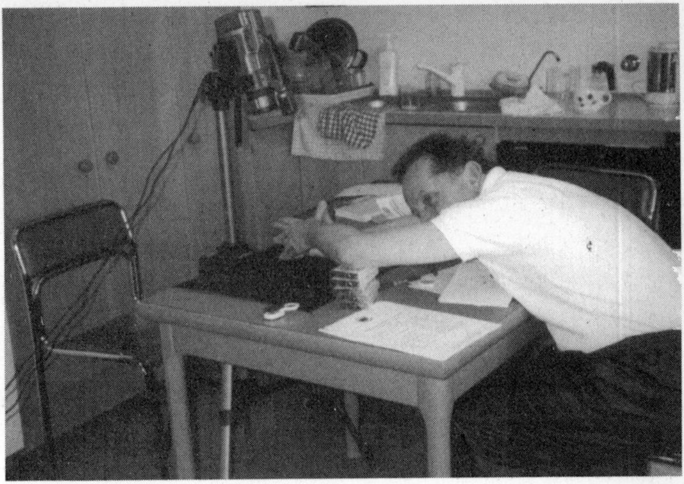

Manches Bild erforderte körperliche Verrenkungen, um das Mudra gut darzustellen.

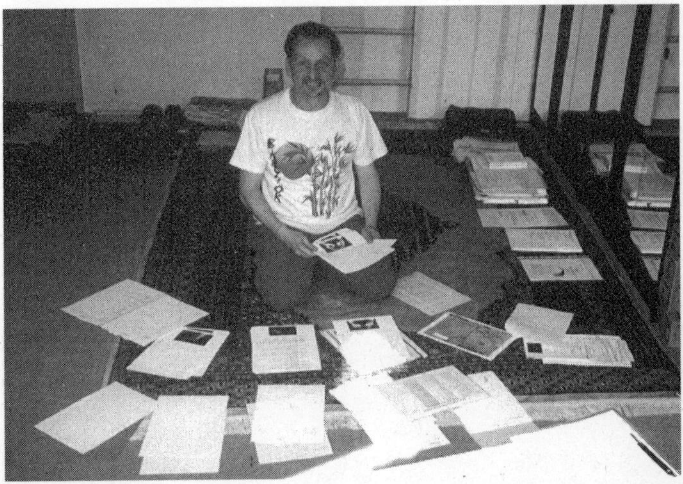

Ein Buch hat viele Seiten … wichtig ist es, den Überblick zu behalten!

Einleitung

Dieses zweite Buch ist nicht nach dem Motto entstanden »Mehr Mudras für mehr Symptome« oder »Bessere Mudras für eine schnellere Balance«, sondern es stellt ein Buch für Fortgeschrittene dar. Es geht nicht darum, Schmerzen »wegzumachen«, sondern um das Verstehen, warum wir Beschwerden empfinden und krank sind, und um die Erkenntnis, wie ein möglicher Weg der Selbstheilung aussehen könnte. Jeder Mensch, der dieses Buch liest und anwendet, kann damit zumindest einen Teil seiner Gesundheit wiederherstellen und verbessern.

Wir müssen lernen, daß Krankheit eine Art Kommunikation unseres Körpers mit unserem höheren Selbst darstellt. Krankheit kommt nicht wie eine plötzliche Laune geflogen, um uns zu schaden. Durch Krankheit, Störungen und Unausgewogenheiten (»Imbalancen«) haben wir die Chance, etwas zu begreifen.

Wichtig ist auch zu wissen, daß unsere Organe und ihre Funktionen, die Meridiane und die Elemente unseres Körpers in Beziehung zu unseren Emotionen stehen. Wie wir essen, denken oder reden, hat ebenfalls Einfluß auf unsere Balance und Gesundheit.

Wenn wir die *Funktion* einer Krankheit verstanden haben, benötigen wir die Krankheit nicht mehr. Durch die mit den Mudras hergestellte Balance lernen wir verstehen, warum wir überhaupt zu unseren Unausgewogenheiten ge-

kommen sind. Trotzdem gilt auch hier, daß das Wissen allein nicht ausreicht. Wir müssen die Mudras wirklich anwenden, damit sich etwas in uns bewegt.
Das Buch schult uns, das Fehlen innerer Balance, seine Auswirkungen und die Ursachen von Krankheit besser zu verstehen. Niemals aber erhebt das Buch den Anspruch, schulmedizinische Heilkunst zu ersetzen! Es ist als eine Hilfe zur Stabilisierung der eigenen Balance im energetischen Bereich zu betrachten.
Ich will weder be- oder verurteilen noch will ich ein Programm zur Verbesserung unserer Gesellschaft liefern. Mir liegt es auch fern, Bestehendes anzugreifen. Mit diesem Buch will ich einfach nur Dinge aufzeigen, die uns in unserer Gesundheit und unserer Balance fördern.
Es wäre gut, wenn Sie auch mein erstes Buch kennen würden. Aber es ist nicht Voraussetzung für das Verstehen dieses zweiten Bandes.
Noch ein Hinweis: Vor Druckfehlern ist niemand sicher. Deshalb gilt für die Beschreibung der Mudras vorrangig immer das Bild. Sollten einmal die Abbildung und der beschreibende Text nicht übereinstimmen, dann gilt bitte immer – wie gesagt – das Bild!
Nun wünsche ich allen Lesern noch den Mut zum Entdecken jener Ursachen, die zu den Störungen der Balance geführt haben, und viel Freude, Ausdauer und Erfolg auf dem Weg zur Wiederherstellung der eigenen Balance.

Dieses Buch wurde für *Menschen* geschrieben!

Im deutschsprachigen Raum ist die menschliche Existenz bei vielen leider auf die Ebene des verkörperten Geschlechts abgerutscht. Sie beharren scheinbar auch darauf, auf dieser Ebene angesprochen zu werden.
Autoren, die sich weigern, bei *Liebe Leserinnen und liebe Leser* mitzumachen, werden vom Verlag darauf aufmerksam gemacht, daß sich das auf die Verkaufszahlen des Buches schlecht auswirken kann.
Ich habe den Mut, dieses Risiko einzugehen und den Trend und Unfug *nicht* mitzumachen. Er ist nur eine Modeerscheinung und zeigt die Krankheit der heutigen Gesellschaft, die sich auch wieder ändern wird. Mode und Trend trugen noch nie zur Gesundung und Menschfindung bei.
Für die Ausführungen in meinem Buch spielt es keine Rolle, ob ein Mensch auf dieser Erde mehr den männlichen oder mehr den weiblichen Aspekt verkörpert. Wo es eine geschlechtsspezifische Unterscheidung gibt, spreche ich die Menschen direkt als Frauen oder Männer an.
Ansonsten verwende ich *Liebe Leser* als vertraute Anrede, weil ich damit alle *Menschen* einbeziehe. Meiner Meinung nach stört es den natürlichen Lesefluß enorm, wenn wir immer durch das »LeserInnen« aufgehalten werden.
Ich weiß auch, daß ich damit vielen Lesern aus dem Herzen spreche. Ich habe bis heute noch keinen getroffen, der diese fragwürdige Entwicklung der Menschentrennung gut

findet. Daher frage ich mich allen Ernstes, für wen das nun eigentlich gemacht wird?
Sollte es diese Personen tatsächlich geben, lade ich sie herzlich ein, einen Schritt in Richtung *Gesundheit und Menschsein* zu gehen. Indem *Sie,* verehrte gnädige Frau und Leserin des Buches darauf verzichten, auf den Fronten *männlich* und *weiblich* zu beharren, tragen Sie ein großes Stück zum Gleichklang auf dieser Welt bei.

Vielen Dank!

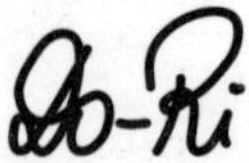

Teil I

Grundlagen

1. Was soll das Mudra-Buch sein?

Das erste Mudra-Buch »Gesundheit in unseren Händen« wurde für viele zur energetischen Hausapotheke. Es dient der Unterstützung im Alltagsleben, bei Krankheiten und in allen Streßsituationen.

Wenn Sie es bereits gelesen haben, werden Sie sich erinnern, daß es für verschiedene Lebenslagen immer ein bestimmtes Mudra gibt. Im Bedarfsfall schlagen Sie nach und wenden den entsprechenden Fingermodus sogleich an.

Wichtig ist auch, daß wir mit Mudras experimentieren: Ein Mudra für die Ohren kann beispielsweise die Nieren stärken. Das Mudra für die Augen kann der Leber oder dem Magen sehr guttun oder den emotionalen Streß verringern. Hier dient die Experimentierfreudigkeit der Anwender einer ungeahnten Erweiterung des allgemeinen Einsatzbereiches.

Dieses zweite Mudra-Buch: »Meinen Körper in meine Hände nehmen« soll Sie anregen, über Ihre Symptome nachzudenken. Wir müssen ein Verständnis für unsere Imbalance, also gestörte Balance, aufbauen, um die Funktion der Krankheit zu erkennen.

Jede Krankheit fördert uns im Erkennen des Lebens. Somit kann die Krankheit ein Lehrer werden, der uns in einzigartiger Form in unserer Gesundheit fördert. Wenn wir wissen, was uns die Krankheit vermitteln will, können wir in der Folge dieser Erkenntnis gesunden.

Natürlich verfügt die Schulmedizin über viele wirksame Methoden, um Krankheiten zu heilen. Aber es gibt auch sehr viele kleine »Wehwehchen« – auch *funktionelle Störungen* genannt –, bei denen die Schulmedizin trotz großer Bemühungen nicht oder nur mit großen und teuren Geschützen helfen kann.

Was soll das Mudra-Buch nicht sein?

Die Mudras dienen nicht dazu, unseren Neigungen besser nachgehen zu können. Wir verwenden zum Beispiel das Allergie-Mudra nicht, um mehr von einem bestimmten Nahrungsmittel essen zu können, auf daß unser Körper eine allergische Reaktion zeigt.
Es gibt tatsächlich Menschen, die am Sessellift das Mudra *Atmung* halten und dabei gleichzeitig eine Zigarette rauchen. Sie bemerkten nämlich bei der ersten Skiabfahrt nach einer längeren Pause, daß sie doch sehr kurzatmig sind, wenn sie sich sportlich betätigen.
Es ist schon unglaublich, welche Fertigkeiten manche Menschen entwickeln! Während sie ihrer Neigung frönen, beruhigen sie gleichzeitig das schlechte Gewissen mit Mudras ...
Mudras können wir auch beim Gehen und bei manchen Sportarten halten. Der Körper wird in seiner Bewegung besser koordiniert und dadurch unterstützt. Wir dürfen jedoch die Mudras nicht dazu mißbrauchen, den Körper durch Höchstleistungen, die ihm das Mudra ermöglicht, zu überfordern.

Das Mudra-Buch ersetzt nicht den Arzt!

Ich weise nochmals ausdrücklich darauf hin, daß bei allen Komplikationen und Schmerzen Fachleute wie Ärzte und Heilpraktiker konsultiert werden müssen.
Die Herstellung und Verbesserung der eigenen Balance durch Mudras ist eine wichtige Hilfe bei jeder Therapie. Sie ist jedoch kein Ersatz für eine Heilbehandlung, obgleich sie diese sehr wirkungsvoll unterstützen kann.
Als mündige Patienten setzen wir uns mit unseren Problemen auseinander. Wir gehen zum Arzt, befolgen seinen Rat und schenken dem Körper zusätzliche Aufmerksamkeit. Mit der regelmäßigen Anwendung der Mudras wird unsere Fähigkeit zur Disziplin erweitert, und wir stellen uns auch verstärkt der Eigenverantwortung.

2. Historisches zur Balance durch Energie

Es ist allgemein bekannt, daß man schon vor vielen tausend Jahren in China und Indien vertiefte Kenntnisse über Gesundheit und Krankheit gewonnen hatte. Weniger bekannt ist aber, daß das Wissen über die Energieverläufe zuerst aus der *Kampfkunst* kam. Die Übungen, wie wir sie aus dem Tai Chi oder Yoga kennen, stärken die funktionelle Energie in unseren Organen und Energiebahnen (Meridianen). Sie wurden immer zur Klärung der Energie eingesetzt, so daß man sich in der anschließenden Meditation besser sammeln konnte.

Beim Tai Chi – einer chinesischen Form der stehenden und bewegten Meditation – geht es darum, daß man durch ganz bestimmte Bewegungen Sehnen, Muskeln, Knochen und Organenergie aktiviert. Dies führt zur besseren Konzentration in der Meditation und zu mehr Kraft und Klarheit in der Kampfkunst.

Die Kampfkunst nimmt in Asien einen großen Raum ein. Der Hintergrund ist ein ganz anderer als bei uns. In den asiatischen Ländern geht es um den Sieg über den inneren Gegner, das eigene Ich. Darüber hinaus setzt man seine Philosophie im äußeren Kampf ein, um zu prüfen, ob sie hält, was sie verspricht. Wenn nicht, muß eine neue Ausrichtung des eigenen Denkansatzes stattfinden.

Ein Beispiel: Ein guter Kämpfer ist nicht angriffslustig. Er kämpft nicht einfach aus Vergnügen oder um sich zu beweisen. Er ist nicht aggressiv, denn er weiß, daß er den Kampf dann verlieren würde. Vielmehr nützt er den Kampf zur Schulung vieler Tugenden. Er konzentriert sich auf das Wesentliche seines Egos, weil er sich selbst nichts beweisen muß.

Daraus entsteht die Wirklichkeit der gelebten Philosophie. Ziel ist es, einen guten Kämpfer auszubilden, der gar nicht mehr kämpfen muß. Von ihm geht eine klare Energie aus. Jeder merkt sofort, daß es keinen Sinn hat, ihm zu widersprechen oder sich mit ihm auf einen Kampf oder auf eine Diskussion einzulassen. Man hört an seiner klaren Rede oder spürt an seiner Energie, daß das, was er sagt und lebt, richtig und wohlüberlegt ist.

Ist diese Stufe der Selbsterkenntnis erreicht, legt der Kämpfer den aktiven Kampf nieder. Er übt sich weiterhin in Meditation und Betrachtung. Außerdem schult er andere Menschen, damit auch sie gute Kämpfer werden.

Viele der großen Kämpfer gehen ins Kloster und wirken dort zum Wohle der Menschheit.

Im Westen wird Kampfkunst ganz anders verstanden. Hier geht es um das äußere Besiegen des Gegners, oftmals bis hin zum Tod. Im Osten ging es in der Kampfkunst darum, den Gegner zwar kampfunfähig zu machen, aber ihn möglichst wenig zu verletzen. So konnte man mit ihm reden und verhandeln. Der Kampf war immer Bestandteil der Philosophie, trug zur Pflege der Tugenden bei und förderte die Heilung.

Der gute Kämpfer lernt, zuerst ein Zentrum der Ruhe in sich zu bilden und erst dann zu kämpfen. Das Zentrum dieser Ruhe verläßt er nie, auch nicht während des Kampfes. Nur so wird er zum guten Kämpfer, und sein Kampf führt ihn ganz natürlich zum Sieg.

Merke: Zuerst entwickelte sich die Kampfkunst, und dann kam die Heilung. Erfahrungen aus der Kampfkunst wurden von der Heilkunst übernommen.

Wie vielen sicherlich bekannt ist, haben die Übungen aus dem Tai Chi bestimmte Namen. Auch die Akupunktur-Punkte haben bestimmte Namen. Die Kampfkunst- und Meridian-Übungen waren geheime Wissenschaften, die nur bestimmten Fachleuten vorbehalten waren. Die Namen dienten als Verschlüsselung, denn nur diese Leute wußten, was sich etwa hinter dem Begriff »die Vereinigung des Yang« oder hinter »Himmelssaum« tatsächlich verbarg.
Diese Kodierung ließ eine Unterhaltung darüber auch in der Öffentlichkeit zu, ohne daß Außenstehende wußten, worum es dabei ging. Nach einer gewissen Zeit begannen diese Fachleute, das Volk in der Kunst der Selbstheilung auszubilden. In der alten Tradition Chinas und Indiens nehmen die Übungen und die Meditation zur Förderung der Selbstheilung und Selbstfindung bis heute einen sehr großen Raum ein.

Historisches zu den Mudras

Fingerhaltungen werden von alters her in vielen Völkern unterschiedlich genutzt: in der Kampfkunst, in rituellen und volkstümlichen Tänzen, zur Heilung oder Selbstheilung und in der Meditation. Sogar in der christlichen Tradition finden wir sie. Wenn wir alte Heiligenbilder oder Ikonen betrachten, entdecken wir, daß die dargestellten Heiligen oft ganz bestimmte Fingerhaltungen haben, wie wir sie auch von andern Völkern kennen.
In Indien wurde die Kultur der Mudras besonders gepflegt. Von dort gibt es die meisten Überlieferungen. Auch in China wurden Mudras sehr häufig angewendet, jedoch ist hier nur wenig überliefert. Die meisten Überlieferungen wurden wie viele andere der uralten Schriften während der Kulturrevolution unter dem maoistischen Regime vernichtet.

3. Erfahrungen und Reaktionen

Wir bedanken uns an dieser Stelle für die Rückmeldungen von Lesern des ersten Mudra-Buches. Wir wollen diese mit Ihnen teilen, denn die Motivation, ein Mudra zu halten, steigt natürlich mit konkreten Erfahrungsberichten.
Wir haben uns erlaubt, die Berichte zu kürzen, um die wesentlichen Aussagen besser zu vermitteln.

Leserbriefe

Herr S. aus der Schweiz schrieb am 5. 7. 1998:

Bald ein Jahr ist's her – ich befand mich in einem Esoterikshop und wühlte lange in zahllosen Wälzern –, als ich auf Ihre Publikation stieß und sofort das Gefühl hatte, das Richtige gefunden zu haben.
Am Markt gibt es zwar viel Interessantes, oft aber ist es zu kompliziert für den Laien oder recht teuer in der Anwendung. Daher war ich besonders gespannt auf die Wirkung der Mudras. Als Skeptiker merkte ich mir Fingerstellungen für Leiden, mit denen ich öfters konfrontiert war, z. B. Wadenkrämpfe, Magenkrämpfe, Rückenschmerzen.
Um es kurz zu machen, Waden- und Magenkrämpfe lösten sich mit Ihrer Methode schlagartig auf. Auch Rückenschmerzen ließen sich kurieren, wobei ich allerdings verschiedene Mudras ausprobieren mußte.
In Ihren Ausführungen schätze ich besonders, daß Sie es ver-

stehen, eine Sache auf den Punkt zu bringen, was der Nutzanwendung durch den interessierten Leser sehr förderlich ist. Dies gilt ebenso für Ihre anderen Bücher …
Zusammen mit Dr. Bach und Dr. Schüssler zählen Sie für mich zu den Wohltätern der Menschheit – Ihre Publikationen gehören in jeden Haushalt!

Frau A. aus Wien schrieb am 22. 12. 1997:

Vor einigen Wochen fiel mir Ihr Buch über die Finger-Mudras in die Hände. Obwohl ich anfangs mißtrauisch war, mußte ich bald feststellen, daß man damit verblüffende Ergebnisse erzielen kann (so ganz begreife ich es aber immer noch nicht). Ich war eigentlich immer müde – Kaffee lehne ich ab – und schleppte mich bisher immer mit Gewalt durch den Alltag. Mit dem Mudra Nr. 31 fühle ich mich total wohl, bin frisch und ausgeschlafen, und ich glaube, daß ich neuerdings sogar mit weniger Schlaf auskomme. Ein etwas ungutes Gefühl bleibt halt schon, weil ich mir denke, daß ich mich ständig aufputsche, wenn auch nicht mit den klassischen Mitteln, und daß das doch nicht gerade ideal ist. Denn wenn ich den Modus nicht mache, bin ich wieder tot. Daher will ich das doch etwas einschränken.

Hinweis von Kim: Wenn wir Mudras halten, balancieren und koordinieren wir die körpereigene Energie so, daß sich schwache Energiesysteme wieder einschalten können. Nun wissen wir aber nicht, wie lange so ein System schon aus der Balance ist. Daher ist das Halten von Mudras kein Aufputschen, sondern ein Auffüllen von zum Teil schon sehr schwachen Energiesystemen.

Immer wieder hatte ich am Fingeransatz Schmerzen … Ich fürchtete schon, daß ich vielleicht ein Rheumamedikament brauche, weil ich z. B. die Türklinke nicht mehr richtig anfassen konnte. Die Modi 7 und 8 brachten die Wende: Erst wurden die Schmerzen so stark wie noch nie, doch ich erinnerte mich an den entsprechenden Hinweis im Buch und machte weiter. Dann war ich schlagartig beschwerdefrei. Als ich nach den empfohlenen vier weiteren Tagen aufhörte, flackerten die Schmerzen noch einmal auf, aber nach einer weiteren Woche konsequenter Anwendung, so glaube ich, bin ich dieses Problem los.
Mittlerweile legte ich mir ein zweites Exemplar zu, denn mein Gatte hatte meines beschlagnahmt. Auch er ist verblüfft. Er hat unter anderen schöne Erfolge bei Kopfschmerzen (Nr. 4) und mit dem Durchschlafen (Nr. 70) … Jedenfalls bin ich richtig gierig geworden, mehr über diese Thematik zu erfahren, und hoffe, daß Sie mir weiterhelfen können …

Fräulein B. aus Österreich schrieb am 3. 4. 1997:

… Ich bin 15 Jahre alt. Ich bin von Ihrem Buch sehr begeistert, weil es leichte Übungen sind und dazu noch sehr erfolgreiche. Ich habe schon einige Fingermodi ausprobiert – und hatte bis jetzt immer Erfolg. Darum möchte ich Sie um Hilfe bitten! (Es ging um Hilfe bei Akne – siehe Seite 155ff..)
Ich möchte mich auf jeden Fall recht herzlich bedanken, auch wenn Sie meinen Brief nur lesen und mir vielleicht nicht helfen können, weiß ich Ihre Kunst sehr zu schätzen.

Frau C. aus Deutschland schrieb am 18. 7. 1992:

Im Oktober 1991 erwarb ich Ihr Mudra-Buch. Meinen Urlaub nutzte ich dazu, mich mit dem Buch vertraut zu machen und etliche Mudras anzuwenden. Ich bin begeistert von der einfachen Handhabung und der unmittelbaren Wirksamkeit der Fingermodi, wie z. B. für den Rückenbereich. Mit den Mudras für Ohren und Ohrenschmerzen habe ich ebenfalls gute Erfahrungen gemacht. Ich hatte zwar keine Ohrenschmerzen, aber ich leide seit vielen Jahren unter Jucken in meinem linken Ohr, das regelmäßig immer wieder auftritt.
Diagnose der Ärzte: chronische Gehörgangsentzündung, Behandlung: eine Tinktur, die zwar hilft, aber das Jucken kommt wieder …
Mit den obengenannten Modi verschwindet dieses Jucken in 2–3 Tagen. Dabei muß ich es höchstens 3- bis 4mal täglich anwenden. Glauben Sie, ich könnte es bei längerer Anwendung schaffen, dieses Leiden völlig auszuheilen? …

Frau M. aus Deutschland schrieb im Jahr 1992:

Unsere Tochter D., geb. 1964, hatte viele Hindernisse zu meistern, um ein fröhlicher Mensch zu werden. Um die Regel herum, die sehr unregelmäßig war, litten sie und die Umgebung an ihren Gefühlsschwankungen, Eßsüchten, Kreislaufschwierigkeiten, Bauchschmerzen usw. Sie heiratete 1987 und wollte mit ihrem Mann E. eine Familie gründen. Nach einem Jahr hieß es ärztlicherseits: keine Hoffnung auf Kinder, weder Eisprung noch befruchtungsfähige Spermien. Doch das Paar ließ sich nicht entmutigen, denn D. hatte schon manche Überraschung mit Kinesiologie erlebt.

1991 erschien Kims Mudra-Buch und wurde von mir als Hausapotheke angeschafft. Das erste Ziel waren die Regelbeschwerden. Glücklicher Anruf nach vier Wochen: eine geschenkte Woche – kein prämenstruelles Syndrom!
Als nächstes testete D. das Mudra mit der größten Priorität aus: Gebärmutter. E. wollte auch etwas tun, er fühlte sich rundum wohl, nur sein Haar ist schon recht schütter. Er hielt das Mudra Haare.
Als ich beide nach einigen Wochen Urlaub wiedersah, erwarteten sie freudestrahlend ein Baby. Auch während der Schwangerschaft halfen die Mudras der werdenden Mutter, so daß sie ihren Beruf bis kurz vor der Entbindung ausüben konnte. Weihnachten wurden die Zwillinge geboren.
Einige Tage nach der Entbindung klagte D. über hohen Blutdruck und Schlaflosigkeit, weil der Kopf so dröhnte. Hier half das Mudra Entgiftung. Am nächsten Tag war alles wieder wie gewohnt.

Kims Anmerkung: In der chinesischen Medizin hängt das Blut mit den Haaren zusammen. Für die Balance des Blutkreislaufs (Herz – Feuer-Element) muß man das Wasser-Element stärken. E. hielt das Mudra Haare, damit diese besser wachsen, und ohne es zu wissen, unterstützte er damit seine Zeugungsfähigkeit. D. brachte mit den Mudras ihre Gebärmutter in die Balance, und E. stärkte seine sexuelle Energie so, daß sich die Spermien besser bewegen konnten. Mit den Mudras wurden also wesentliche Körperenergien ins Gleichgewicht gebracht. Damit wurde D. fruchtbar und E. zeugungsfähig.

Frau F. aus CH-Zürich schrieb am 20. April 1992:

Sehr geehrter Herr Kim da Silva,
nun wird es Zeit, daß ich Ihnen Dank sage für die guten Ratschläge, die ich immer in Ihrem Mudra-Buch finde. Letzten Juli waren meine Venen so schlimm, daß der Arzt sie operiert hätte, wäre es nicht Sommer gewesen. Da alle seine Salben und Pillen gar nichts nützten, machte ich das Mudra für schmerzende Krampfadern. Und siehe da, nach kaum acht Tagen hatte ich keine Schmerzen mehr, und da ich weiterfahre mit den Mudras, geht es mir sehr gut.
Auch Freundinnen von mir machen die gleichen Erfahrungen. Ich kann nicht alles aufzählen, was bei mir schon besser geworden ist. Bloß die Gebärmuttersenkung will sich trotz eifriger Anwendung der verschiedenen Übungen nicht bessern, was mich betrübt. Denn mir droht eine Operation, und ich kann dazu seelisch einfach nicht stehen.
Zu sagen bleibt, daß ich 70 Jahre alt bin, aber man merkt das nicht … Noch etwas möchte ich Ihnen erzählen, was Ihnen gewiß Freude macht: Letztes Jahr machte ich einen Ausflug mit dem Literarischen Club Zürich. Da war eine Frau dabei, die nicht sprechen konnte, so heiser war sie. Sie schrieb alles auf einen Zettel, was sie sagen wollte. Da ich immer Ihr Büchlein mithabe, zeigte ich ihr das Mudra Bronchien. Sie machte es sofort, und nach vier Stunden konnte sie mühelos sprechen. Alle Mitreisenden wunderten sich sehr.
Herzliche Grüße

Kims Antwort auf diesen Brief geben wir in diesem Fall wortgetreu wieder, denn dieses Thema betrifft sicherlich mehrere Frauen.

Liebe Frau F.!
Vielen Dank für Ihren lieben Brief! Bei einer Gebärmuttersenkung gibt es zwei Möglichkeiten:
Entweder macht man das Mudra Gebärmutter oder man stellt fest, welche Energien im Körper aktiviert werden müssen, um die Gebärmutter wieder in die richtige Lage zu bringen. Das ist bei jeder davon betroffenen Frau verschieden. Bei manchen muß man direkt an der Gebärmutter ansetzen, und bei manchen müssen zuerst andere Organe in die Balance gebracht werde. Gleichzeitig muß eine geistige Veränderung stattfinden, damit die Gebärmutter wieder in die richtige Stellung kommt.
Da bei Ihnen, liebe Frau F., die Mudras, die mit der Gebärmutter direkt zu tun haben, nichts nützen, müssen Sie den anderen Weg nehmen. An dessen Ende sitzt die Gebärmutter, aber zuerst müssen alle anderen Organe und Körperfunktionen mit Energie unterstützt werden, die sich zuvor auf diesem Weg befinden. Erst dann kann auch die Gebärmutter wieder an ihren richtigen Platz rücken.

Für Sie gibt es nun für die nächsten drei Monate folgenden Mudra-Weg:
1. *Mudra 56 – Denken: 10 Minuten, 3mal täglich, Mindestabstand 10 Minuten;*
2. *Mudra 22 – Nervenschmerzen: 10 Minuten, 3mal täglich, Mindestabstand 10 Minuten;*
3. *Mudra 21 – Halswirbel: 10 Minuten, 3mal täglich, Mindestabstand 25 Minuten*

Die nähere Erklärung:
Mudra 56 – Denken dient zur geistigen Veränderung. Durch den ständigen Gedanken »Hoffentlich kommt die Gebärmuttersenkung in Ordnung, und hoffentlich muß es keine Operation geben« senden Sie negative Energie in das Organ. Das wirkt sich natürlich nicht gerade unterstützend aus. Senden Sie Ihrer Gebärmutter liebe Gedanken, und lächeln Sie ihr zu.
Mudra 22 – Nervenschmerzen stärkt vor allem die Blase und die Nieren, also das Wasser-Element. Diesem sind auch die Sexualorgane zugeordnet.
Mudra 21 – Halswirbel spricht vor allem bei Migräne, Wetterfühligkeit und Atmungsproblemen an. Es ist also wichtig, daß Sie liebe Gedanken an die Gebärmutter senden (Mudra 56) und die Blase und Niere stärken (Mudra 22). Um dann die gewonnene Energie ins Leben einbringen zu können, brauchen Sie eine gute Atmung (Mudra 21).

Ich wünsche Ihnen alles Gute und verbleibe mit lieben Grüßen
Ihr KIM.

Frau F. schrieb am 18. 7. 1992 noch einmal:

Danke für Ihren lieben Brief und die guten Ratschläge. Ich habe sogleich damit begonnen und werde die Übungen treu weitermachen – ich hoffe, zu einem guten Ende.
Seit ich Ihr Buch kenne, habe ich nur mehr selten Angst vor einer Operation. Ich will auch meine Gebärmutter behalten, denn sie gehört zu mir.
Ich war neulich beim Frauenarzt, er war sehr zufrieden mit mir und hat gesagt, vorderhand brauche ich an eine Operation nicht zu denken, ich sei gesund.

Manchmal ist es aber doch sehr hinderlich, es geht so in Wellen, und ich glaube, es ist von den Hormonen abhängig. Ich habe auch großen Glauben an Jesus und bin sicher, daß er mir beisteht, wenn ich traurig werden möchte. Unzählige Male habe ich das erfahren in vielen, auch anderen Situationen. Ich meine auch, daß man lernen muß, Schwierigkeiten durchzustehen, denn sonst ändert sich ja nichts.
Nun will ich Ihnen aber sagen, was besser geworden ist. Ich habe Mudra 21 schon früher für die Halswirbel gemacht, nur vier Minuten. Aber als ich es zehn Minuten machte, wurde mir am Anfang jedesmal schlecht vom Magen her. Nun hat sich dieser so gebessert, daß ich Früchte essen kann, was ich viele Jahre nicht konnte wegen Schmerzen. Das ist herrlich, danke sehr herzlich dafür!
An meinem linken Bein sind statt der Krampfadern nur noch blaue Flecken zu sehen. Vielleicht gehen die auch noch weg. Auch danke! … F.

Frau G. aus D-Lindau schrieb im August 1993:

… Die Fingermodi habe ich teilweise schon verwendet bzw. weitergegeben und gute Resonanz erhalten: Zum Beispiel hatte sich eine über achtzigjährige Bekannte im letzten Winter den Arm gebrochen und hält seitdem ihre Finger so, als hielte sie einen Tennisball. Die Mudras Fingerbeweglichkeit und Fingergelenkschmerzen hab ich ihr gezeigt und notiert. Als sie mich nach zwei Wochen wiedersah, rief sie: »Es ist schon besser geworden!«
Das finde ich einfach faszinierend. Mit anderen Worten: Ich würde gerne mehr davon kennenlernen …

Frau H. aus Deutschland schrieb am 30. 3. 1993:

Vor kurzem fand ich Ihr Mudra-Buch zufällig in einem örtlichen Buchladen. Ich bin Heilpraktikerin und arbeite seit vielen Jahren mit verschiedenen Formen der Körperenergiearbeit. Von dieser Methode hatte ich bisher noch nie etwas gehört, fand sie jedoch unmittelbar überzeugend.
Auch andere Menschen, denen ich einige Übungen zeigte, waren überrascht von der deutlich spürbaren Wirkung.

Frau Dr. I. aus München schrieb am 11. 12. 1994:

Als Medizinjournalistin, die regelmäßig auch über die sogenannten alternativen Heilmethoden schreibt, bin ich jetzt auf Ihr Mudra-Buch gestoßen. Ich finde es faszinierend.
Mudras sind mir als Yoga-Schülerin an sich nichts Unbekanntes, doch haben Sie mit der Fülle der Zusammenstellung und der Entwicklung wirklich Pionierarbeit geleistet. Schade, daß ich nicht schon früher darauf gestoßen bin.
Ihre Beschreibungen sind vorzüglich ...
Im übrigen hoffe ich sehr auf eine Fortsetzung, die vielleicht speziellere Krankheitsgeschehen in Angriff nimmt. Denken Sie an die Millionen von Schmerzkranken! Mit Mudras gegen Schmerzen – nicht, daß auch die Schmerzkranken die in Ihrem Buch vorgestellten Mudras mit Gewinn halten könnten, aber sie wissen es ja nicht! Es wären neue Adressaten Ihrer Kunst!

Herr J. aus D-Steinheim schrieb am 28. 2. 1994:

... zwar mußte ich einen etwas umständlichen Weg gehen, um mein ganz persönliches Stimmungs-Aufbau-Programm zu fin-

den, möchte es Ihnen aber jetzt, da ich es gefunden habe, nicht vorenthalten.
Ich wurde auf die Kinesiologie erstmals aufmerksam, als eine liebe Bekannte von mir sich anbot, sog. Balancen zu machen. Bei einem Ausflug nach Tschechien kamen wir auf Ihr Mudra-Buch zu sprechen. Ich fand die Fingerübungen zwar recht lustig – interessierte mich aber kaum dafür.
Durch die Schauspielerei wurde ich dann ein zweites Mal mit Kinesiologie und den Mudras konfrontiert. Eine Theaterpädagogin klärte mich auf, daß es Musik-Kinesiologie für Künstler gibt. Ich war erstaunt!
Weiter erzählte sie mir, daß auch bei einer Balance für Künstler die Mudras zum Teil eine tragende Rolle hätten. Vielleicht können Sie sich meine Überraschung vorstellen, ich, der diese Fingerübungen als wirksames Schlafmittel und als Zahnschmerzmittel kannte, sollte diese Fingerverrenkungen vor einer Aufführung halten …
Ich beschloß, mit Hilfe der Edelsteine, der Chakras und Ihrem Buch mein persönliches Lampenfieber-Bekämpfungsmittel zu finden:

Rosenquarz – Anahata Chakra – Mudra Atmung
Chalcedon – Vishudda Chakra – Mudra Hören
Bernstein – Mudra für mein Nervensystem.

Ich suchte also entsprechende Fingermodi heraus und fand für die Atmung Mudra 30, für die Ohren Mudra 40, und für mein Nervensystem bestimmte ich Mudra 57 – Nachdenken.
Die Mudras nach der vorgeschriebenen Zeit halten war für mich nicht machbar. Also hielt ich jede »Fingerverrenkung« 5 Minuten, der Zeitabstand betrug 8–10 Minuten.

Wie weit sich die Mudras auf eine Aufführung auswirkten, kann ich Ihnen nicht sagen. Aber ich weiß, mit der selbstgefundenen Zusammenstellung der Mudras komme ich innerhalb von 31 Minuten auf ein Stimmungshoch!! Inwieweit Sie sich als Autor von »Gesundheit in unseren Händen« damit einverstanden erklären, weiß ich nicht. Aber ich bin glücklich und weiß, wie ich in 31 Minuten bei guter Laune sein kann …

Frau K. aus A-Ranten schrieb im April 1996:

Ich habe anläßlich meiner Kinesiologie-Ausbildung (Edu-K und Touch for Health) Ihre Bücher kennengelernt. Ich kann inzwischen mit Balancen recht gut umgehen und meine Energie aufrechterhalten. Trotzdem kommt es vor, daß etwas aus dem Gleichgewicht kommt. Da habe ich dann Ihr Mudra-Buch vor mir liegen und halte und halte – komme zur Ruhe, und das Halten wirkt.
Ich bin jedes Mal fasziniert, wenn ich spüre, daß meine Energie wiederkommt. Zuerst tat sich gar nichts, als ich die Mudras hielt. Aber ich hatte Vertrauen und war neugierig, was geschehen würde. Inzwischen, je nach Energieausfall noch am gleichen Tag oder spätestens am nächsten, spüre ich den Meridianpuls, unregelmäßig, bis er voll und gleichmäßig da ist. Und bald darauf stellt sich auch eine Verbesserung meines Zustandes ein.
Besonders kraß waren meine Kieferschmerzen. Der Arzt konstatierte Gesichtsneuralgie und sagte, die würde ich nie mehr wegbringen. Aber sie verschwand und kam nie wieder. Sie klopft manchmal an. Durch die Mudras, an die ich mich dann sofort erinnere und wieder halte, bricht sie nie hervor.

Ähnlich geht es mir mit den Kopfschmerzen, und die letzte Sache war die mit der offensichtlich wieder aufgetauchten Harninfektion, die ich dieses Mal nur mit den Mudras in den Griff bekam.
Ich möchte Ihnen heute ganz einfach herzlich für dieses Buch danken, daß Sie es herausgegeben haben – und ich möchte Sie ermuntern, ein zweites zu schreiben ...
Entweder bis zu einem Kurs oder bis zum nächsten Buch – lieben Dank und alles Gute für weitere fruchtbare Arbeit!

Frau M. – eine Kursteilnehmerin – schrieb im April 1997:

Lieber Kim – danke für die Empfehlung vom 30. 12. 96, bei Diabetes das Mudra Entgiftung Tag und Nacht zu halten. Habe es drei Monate durchgehalten, auf Teneriffa eine Kinesiologie-Balance gemacht, meinen Zucker symbolisch vom 10. Stock ins Meer geworfen und mein Muster verändert. Zur Zeit ist der Wert 103, der Arzt ist platt, und ich bin happy. Herzlichen Dank für den Rat und Gruß auch an Do-Ri.

Die häufigsten Fragen unserer Leser

Wie gehe ich vor, wenn ich mehrere Mudras aus verschiedenen Gebieten halten will?
Wir können uns ohne weiteres Mudras aus verschiedenen Gebieten zusammenstellen. Wir wählen z. B. Mudra 1, 15 und 60 und halten sie ohne Pause hintereinander. Dann pausieren wir den längsten Mindestabstand, der bei diesen Mudras angegeben ist. In unserem Beispiel können wir den nächsten Durchgang nach 12 Minuten anschließen.

Wenn ich mehrere Mudras halte, welchen Mindestabstand soll ich einhalten?
Wir halten den längsten Abstand ein, der in der Mudra-Kombination angegeben ist.

Warum werden beim Halten von manchen Mudras die Fingerkuppen heiß?
Wenn sich die Energie im Körper balanciert, treten unterschiedliche Phänomene auf. Es kann sein, daß die Fingerkuppen heiß oder kalt werden. Wir können mitunter ein Pulsieren spüren oder auch sehr müde werden.
Zum besseren Verstehen: 5 Menschen halten dieselben Mudras. Die Intelligenz des Körpers weiß, wie er die durch das Mudra entstehende Energie optimal für sich nutzt. Der Weg zur Balance ist bei jedem unterschiedlich, daher gibt es auch unterschiedliche Phänomene bei ein und demselben Mudra.

Muß das optische Bild unbedingt erreicht werden?
Die Mudras sollen so genau, wie es für einen Menschen gerade möglich ist, gehalten werden. Dann ist die Wirkung auch gewährleistet, obwohl das Bild im Buch vielleicht noch nicht erreicht ist.

Ich will mit dem Mudra Dickdarm die Heilung meiner akuten Darmentzündung unterstützen. Wie wichtig ist es, daß man das Mudra 10mal am Tag 20 Minuten hält?
Wenn eine akute Krankheit vorhanden ist, ist der Energieeinbruch besonders groß. Dadurch, daß wir das Mudra länger und öfter halten, schalten wir die heilende Schwingung

immer wieder ein. Weil die Krankheit ständig Energie verbraucht, ist es wichtig, die längeren Haltezeiten auch wirklich einzuhalten.

Kann man eine ähnliche Wirkung für akute Fälle erzielen, wenn man die normalen Zeiten hält, aber dafür öfter als angegeben?
Nein, denn bei den normalen Zeiten geht es um Balance oder um vorbeugende Maßnahmen. Bei der Zusatzangabe geht es immer um akute Fälle.
Zum besseren Verstehen: Arbeiten wir im Präventivbereich, gleicht dies einer Glasscheibe, die verstärkt wird, damit sie dagegenfliegende Steine besser aushält. Im Krankheitsfall hat ein Stein schon ein Loch in die Scheibe geschlagen. Nun stellen wir uns vor, es ist bitterkalter Winter, es schneit und stürmt – aber wir haben keine Scheibe zum Austauschen.
Was müssen wir tun, um es drinnen warm zu haben? Wir könnten das Loch abdichten oder mehr heizen. Beides ist ein Mehraufwand. Dieses Beispiel läßt sich auch auf den Körper übertragen. Wenn bereits eine Krankheit vorliegt, müssen wir die Energie in einem ganz anderen Umfang aktivieren, um tatsächlich eine Besserung zu erhalten.

Was kann ich weiterhin tun, um mit meinen Problemen besser fertig zu werden?
Egal, um welche Problematik es sich handelt – das oberste Gebot ist liebevolle Distanz zum Problem und Flexibilität. Wenn wir an einem Problem haften, sehen wir nur das Problem bezogen auf Symptomatik oder psychologische Aspekte.

Wenn wir hingegen Distanz zur bestehenden Situation haben, entdecken wir Gegebenheiten, die uns vorher nicht aufgefallen sind. Wenn wir nun auch noch flexibel sind, können wir uns vorstellen, daß an unserer momentanen Problematik noch ganz andere Sachen hängen. Diese sind uns jedoch bei der ersten Betrachtung nicht aufgefallen. Erst Distanz und Flexibilität machen es möglich, die Sichtweise so zu erweitern, daß man noch andere Möglichkeiten der Behandlung erkennt.

Wie hat man die Wirksamkeit der einzelnen Mudras getestet?
Meßmethoden im feinenergetischen Bereich gibt es erst seit wenigen Jahren. Die Mudras sind einerseits Teil eines alten überlieferten Wissens, das von Generation zu Generation weitergegeben wurde; andererseits ist die Wirkung der Mudras durch die persönliche Erfahrung vieler Menschen immer wieder bestätigt worden.

Gibt es umfangreiche Untersuchungen, die als Nachweis für die Wirksamkeit der einzelnen Modi dienen können?
In unserer Gesellschaft werden viele Fragen und Forderungen erhoben. Aber man fragt sich nie, wer all die Leistungen erbringen und finanzieren soll. Viele Menschen verursachen ihre Imbalancen und Störungen selbst, erwarten aber von den verschiedenen Institutionen, daß sie sie wieder gesundmachen. Schließlich bezahlen sie ja Krankenkassenbeiträge ... Sie denken gar nicht daran, selbst etwas für ihre Gesundheit zu tun.
In der energetischen Medizin gibt es für gleiche Symptome verschiedene Ursachen. Ein Beispiel: Migräne kommt aus

einem blockierten Metall-Element. Es gibt aber acht Möglichkeiten, warum das Metall-Element blockiert sein kann. Jede Ursache wird anders behandelt.
In der Schulmedizin hingegen bekommen Patienten mit gleichen Symptomen meistens leider nur die gleichen Medikamente.

Wie ist man auf die Haltedauer eines Modus gekommen?
Bestimmte Energien brauchen eine bestimmte Zeit, um einen gewissen Einschaltimpuls zu erhalten. Manche halten ein Mudra und erleben ein Sekundenphänomen. Andere halten das Mudra einen Monat lang, und erst dann bewegt sich etwas.
Es kommt immer darauf an, wo die Auslöser liegen und wie lange eine Imbalance schon besteht.
Viel hilft viel – dieser Spruch gilt *nicht* bei den Mudras! Hier geht es um einen *Einschalteffekt*. Der Körper wird durch die Mudra-Wiederholungen immer wieder in dieser Energie gefördert.

Was geschieht, wenn ich ein Mudra länger als die angegebene Zeit halte?
Die Mudras in meinen Büchern sind harmlose Mudras, weil sie jeder verwenden kann. Das heißt, wenn wir dabei etwas verkehrt machen, kann nichts passieren. Wenn wir ein Mudra länger halten, passiert entweder nichts – oder wir haben Glück, und das Symptom verbessert sich etwas schneller.
Es gibt Mudras, die über Nacht gehalten werden können. Das Mudra *Entgiftung* beispielsweise ist dafür geeignet. Es

ist ein funktionelles Mudra, das die Entgiftung des Körpers anregt, wenn viele starke Medikamente eingenommen werden. Damit wird die Verträglichkeit der Medikamente besser, und Nebenwirkungen können sich verringern.

Ist es möglich, daß ich ein Mudra statt 2mal täglich auch 6mal täglich halte?
Mudras öfter als angegeben zu halten ist möglich. Hier spielt letztendlich das persönliche Empfinden eine entscheidende Rolle. Diese *persönliche Empfindung* sollten wir aber näher beleuchten:
Der normale Mensch empfindet etwas als gut oder schlecht und urteilt entsprechend. Nun ist es bei Gesundheit und Krankheit so, daß wir den Zustand ja auch erst erfahren müssen. Dadurch kann es sein, daß wir anfangs ein Mudra als ungut empfinden. Dann ist es wichtig, daß wir uns an das Mudra herantasten. Wenn der Körper zu lange in einer Imbalance lebt und plötzlich mit einer balancierten Schwingung in Berührung kommt, muß er diese für ihn neue Schwingung erst verarbeiten. Das kann anfangs »Verdauungsprobleme« hervorrufen – also empfinden wir ein Mudra als unangenehm. Hat der Verdauungsprozeß eingesetzt, wird das Mudra angenehm und bewirkt später sogar Balance.
Wir müssen natürlich nicht auf Biegen und Brechen ein Mudra, bei dem es uns nicht gutgeht, durchhalten. Der sanfte Weg ist der bessere. Wir halten das Mudra, solange es eben geht – aber immer wieder und immer länger. So tasten wir uns vorsichtig an die vorgeschriebene Haltezeit heran, ohne starke Reaktionen hervorzurufen.

Haben Sie sich in Ihrer Arbeit schon einmal mit Linkshändern befaßt?
Linkshändigkeit kann etwas mit dem Gehirndominanzprofil zu tun haben. Das wirkt sich natürlich im täglichen Leben aus. In der gehobenen Energielehre gibt es keine Links- und Rechtshänder, sondern nur Balance oder Imbalance. Die Mudras werden daher von Linkshändern genauso verwendet, wie sie im Buch beschrieben sind.

Gibt es Unterschiede zwischen der rechten und linken Hand?
Die Energiequalitäten der rechten und linken Hand können schon ein bißchen variieren, doch hat dies auf das Halten von Mudras keine Auswirkung.

Wozu dient der Mindestabstand?
Der Mindestabstand ist eine Orientierungshilfe, damit wir wissen, ab wann eine Fortsetzung des Mudras sinnvoll ist. Der Mindestabstand ist als Verdauungsphase jener Energie anzusehen, die wir durch das Mudra-Halten einschalten.

Wie stellt man am besten Kombinationen zusammen?
Hier ist die eigene Kreativität gefragt. Wenn wir ein bestimmtes Symptom oder Problem haben, können wir den Denkansatz dazu erweitern.
Beispiel Schreiben: Wenn wir Probleme mit der Schrift haben, können wir das Mudra Gehirnintegration dazunehmen. Wenn wir das Schreiben gerade *lernen,* nehmen wir das Mudra Lernen dazu.
Beispiel Halswirbelprobleme: Sie führen auch zu Wetterfühligkeit oder Migräne. Also nehmen wir diese beiden Mu-

dras noch dazu. Besonders dann, wenn wir das eine oder andere Symptom an uns bereits schon kennen. Unserer Kreativität sind keine Grenzen gesetzt. Wir müssen in unseren Körper hineinfühlen. Je länger wir uns mit den Mudras beschäftigen, desto leichter werden wir immer die momentan richtigen für uns auswählen.

Muß der Mindestabstand auch eingehalten werden, wenn die Hände – wo empfohlen – abwechselnd benutzt werden?
Wenn bei der Beschreibung »rechts oder links« steht, heißt das nur, daß es egal ist, mit welcher Hand wir das Mudra halten. Wenn wir mit der rechten Hand schreiben, könnten wir währenddessen links das Mudra halten – oder umgekehrt. Wir verwenden rechts und links nicht, um den Mindestabstand auszutricksen. Er gilt, auch wenn wir den nächsten Durchgang mit der anderen Hand durchführen werden.

Gibt es eine Ausbildung für Mudras?
Es gibt in Indien Stellen und Institute, die sich damit beschäftigen. Wenn jemand von unseren Lesern sich darin ausbilden lassen will, sollte er in Indien diese Stellen selbst erkunden. Das ist dann schon der Beginn der Lehre.
Wer ein tieferes Verstehen über die Mudras erlangen will, kann in unserem Zentrum in Baden bei Wien Termine für Mudra-Kurse erfragen (Adresse im Anhang).

Wie viele Mudras darf man sich täglich vornehmen?
Ein Mudra-Weg sollte machbar sein und nicht ewig dauern. Er soll so gewählt sein, daß wir ihn auch an Tagen, wo wir viel zu tun haben, einhalten können.

Wie stark soll die Berührung der Finger sein? Nur berühren, etwas drücken, stark drücken?
Wir halten uns hier an die alte Taoismus-Weisheit: Sanftheit ist die größte Stärke, Gewalt ist die größte Schwäche. Im Fall der Fingermodi bedeutet das, daß wir die Mudras sanft halten. Die Finger sollten einander leicht berühren. Auf keinen Fall sollen sie zusammengepreßt werden. In einer Zeitschrift erschien eine Serie über das erste Mudra-Buch mit dem Titel »Drücken Sie Ihre Schmerzen weg«. Das ist natürlich falsch, denn es geht nicht um einen physischen Druck wie bei der Akupressur, sondern es ist ein Aktivieren des Energieflusses durch sanftes Halten.

Bewirkt es etwas, wenn man die Modi nicht wie vorgeschrieben 8mal täglich, sondern nur 3mal täglich ausübt?
Grundsätzlich gilt, daß es besser ist, ein Mudra weniger oft zu halten als gar nicht. Wenn wir aber wirklich etwas bewegen wollen, sollten wir uns wenigstens an die Mindestzeiten im Buch halten.
Kürzer gehaltene Mudras haben schon einen Effekt auf die Balance. Aber sie bewirken nichts in bezug auf den autonomen Bewegungsreflex und auf die Selbstheilungskräfte.

Ist es angebracht, eine Pause für bestimmte Modi einzulegen und sie nach gewisser Zeit wieder aufzunehmen? Oder ist es besser, sie ausdauernd im Programm zu belassen, bis eine Besserung, z. B. eine Haar- oder Organstärkung, eingetreten ist?
Die Mudras basieren in ihrer Wirkung auf Kontinuität. Daher sollten wir ein Mudra oder eine Mudra-Kombination über längere Zeit (21 Tage) durchführen. Auch wenn eine

Besserung schon vorher eingetreten ist, sollten wir auf jeden Fall die drei Wochen einhalten. Bei speziellen Behandlungen, wie z. B. einer Organstärkung, ist es gut, nach einer gewissen Zeit diese Mudras wieder aufzunehmen. Durch die Mudras entsteht eine Energie direkt in unserem Körper. Es wird nichts von außen zugeführt, was erst verdaut und in Energie umgewandelt werden muß. Die Mudras aktivieren die körpereigene Energie, um die Selbstheilung zu unterstützen.

Darf man während der Mudras gleichzeitig andere Behandlungen durchführen – beispielsweise Qi Gong oder das Pressen von Muskelpartien?
Selbstverständlich ja, denn Mudras sind ein Teil vom Ganzen und unterstützen die Gesamtbehandlung. Wenn wir uns außen bewegen, schweigt das Innere, wenn wir uns innen bewegen, schweigt das Äußere – beides sollte einander ergänzen.
Das heißt aber nicht, daß man während der Qi-Gong-Übungen gleichzeitig ein Mudra hält! Immer schön abwechselnd und der Reihe nach! Wir rühren ja auch nicht Suppe, Hauptspeise und Dessert zusammen und löffeln es als Mischmasch.

Ist es wichtig, daß nicht benötigte Finger ausgestreckt werden?
Nein, das ist nicht notwendig. Die nicht benutzten Finger sind während eines Mudras entspannt. Im Buch sind manchmal die Finger deshalb ausgestreckt, damit man jene, die gehalten werden, klarer erkennt.

Wie lange soll man sich mit einem bestimmten Mudra beschäftigen?

Mindestens drei Wochen soll die Beschäftigung mit einem Mudra dauern. In chronischen Fällen geht es lange darüber hinaus. Ich selbst halte manche Mudras mitunter ein Jahr und nehme andere, die aktuelle Situationen betreffen, für kürzere Zeit (mindestens 21 Tage) dazu.

Aus welchen Überlegungen heraus empfehlen Sie unterschiedliche Stellen, wie das Berühren der Finger an der Kuppe, am Nagelbett, an den verschiedenen Fingerabschnitten, innen oder außen?

Nach folgenden Kriterien werden die verschiedenen Fingerabschnitte gewählt:

1. Die Polaritätslehre zeigt, daß jeder Finger anders gepolt ist und daß es einen Unterschied zwischen Hand-Innen- und -Außenseite gibt.
2. Manche Haltungen sind traditionell übermittelt.
3. Mitunter sollen bestimmte Meridianpunkte genau getroffen werden.
4. Zudem zielen die Fingerpositionen auch auf sogenannte Energieeintritts- und Sehnenpunkte.

Die Kunst, die richtigen Fragen zu stellen

Wir freuen uns grundsätzlich über Fragen der Leser. Sie sollten aber bitte Fragen stellen, die die eigene Balance betreffen. Rein akademische Fragen, deren Beantwortung nahezu nutzlos ist, rauben Zeit und tragen nicht zur Selbstfindung bei.

Generell im Leben gilt: Beim Fragen sollten wir immer vorher schon wissen, was wir mit der Antwort machen wollen. Wir sollten eine Antwort bekommen, mit der wir auch umgehen können. Wir *müssen* mit ihr dann leben, wir können sie nicht wegschieben.

In den Taoschriften heißt es: »Beurteile einen Menschen nicht nach dem, was er sagt, sondern wie er *frägt.*«

Rhetorische Fragen sind jene, die man stellt um des Fragens willen. Akademische Fragen zielen ab auf theoretisches, daher nutzloses Wissen.

Eine Frage sollte immer unsere Kreativität erweitern und uns in unserem Menschsein fördern.

4. Die Mudras in der Praxis

Die Numerierung der Mudras

Die Fingerstellungen aus dem ersten Band »Gesundheit in unseren Händen« sind mit den Nummern 0–75 versehen. Aus diesem Grund beginnen die Mudras im vorliegenden Buch mit der Nummer 76. So gewährleisten wir Klarheit bei den Mudra-Wegen und auch bei Anfragen. Einige Mudras kommen öfter vor. Daher haben sie dieselbe Nummer, sind aber mit einem Buchstaben gekennzeichnet.
Zum Beispiel:

90 = Erd-Element – Heil sein ist natürlich
90a = Zuckersucht

Der Umgang mit den Mudras

Immer dann, wenn unsere Hände gerade nichts zu tun haben, können wir die Zeit für Mudras nutzen: beim Fernsehen oder im Kino, bei Gesprächen, beim Lesen oder Lernen. Weitere Gelegenheiten für Mudras ergeben sich beim Gehen, während der Benutzung eines öffentlichen Verkehrsmittels oder als Beifahrer im Auto. Manche der Fingermodi kann man sogar im Schlaf halten.
Noch besser ist es, sich bewußt dafür Zeit zu nehmen und die Mudras ohne Ablenkung auszuführen. In dieser Zeit können wir darüber nachdenken, warum wir krank sind

oder warum wir immer wieder in dieselbe Situation geraten.
Während des Mudra-Haltens kommen uns leichter Ideen für Lösungen in den Sinn, und auch die Kraft zur Umsetzung stellt sich dadurch ein.

Die Beschreibung der Hand

	Daumen				Zeigefinger				Mittelfinger				Ringfinger				Kleiner Finger			
	Außenkante	Innen	Zeigefingerseitig	Außen	Daumenseitig	Innen	Mittelfingerseitig	Außen	Zeigefingerseitig	Innen	Ringfingerseitig	Außen	Mittelfingerseitig	Innen	Kleinfingerseitig	Außen	Ringfingerseitig	Innen	Außenkante	Außen
Fingerspitze	1.1s				2.2s				3.1s				4.1s				5.1s			
Fingernagel				1.1n				2.1n				3.1n				4.1n				5.1n
Fingerbeere (Kuppe)		1.1b				2.1b				3.1b				4.1b				5.1b		
Fingernagelfalz	1.1u		1.1z		2.1d		2.1m		3.1z		3.1r		4.1m		4.1k		5.1r		5.1u	
Erstes Fingerglied	1.2u	1.2i	1.2z	1.2a	2.2d	2.2i	2.2m	2.2a	3.2z	3.2i	3.2r	3.2a	4.2m	4.2i	4.2k	4.2a	5.2r	5.2i	5.2u	5.2a
Erstes Fingergelenk	1.3u	1.3i	1.3z	1.3a	2.3d	2.3i	2.3m	2.3a	3.3z	3.3i	3.3r	3.3a	4.3m	4.3i	4.3k	4.3a	5.3r	5.3i	5.3u	5.3a
Zweites Fingerglied	1.4u	1.4i	1.4z	1.4a	2.4d	2.4i	2.4m	2.4a	3.4z	3.4i	3.4r	3.4a	4.4m	4.4i	4.4k	4.4a	5.4r	5.4i	5.4u	5.4a
Zweites Fingergelenk	1.5u	1.5i	1.5z	1.5a	2.5d	2.5i	2.5m	2.5a	3.5z	3.5i	3.5r	3.5a	4.5m	4.5i	4.5k	4.5a	5.5r	5.5i	5.5u	5.5a
Drittes Fingerglied	1.6u	1.6i	1.6z	1.6a	2.6d	2.6i	2.6m	2.6a	3.6z	3.6i	3.6r	3.6a	4.6m	4.6i	4.6k	4.6a	5.6r	5.6i	5.6u	5.6a
Daumengrube			1.7g																	
Daumenballen		1.8i																		

Beispiele:

Erstes Daumenglied zeigefingerseitig an erstes Ringfingergelenk kleinfingerseitig = 1.2z an 4.3k

Erstes Mittel- und erstes Ringfingerglied links und rechts neben zweites Daumengelenk = 3.2r an 1.5z *und* 4.2m an 1.5u

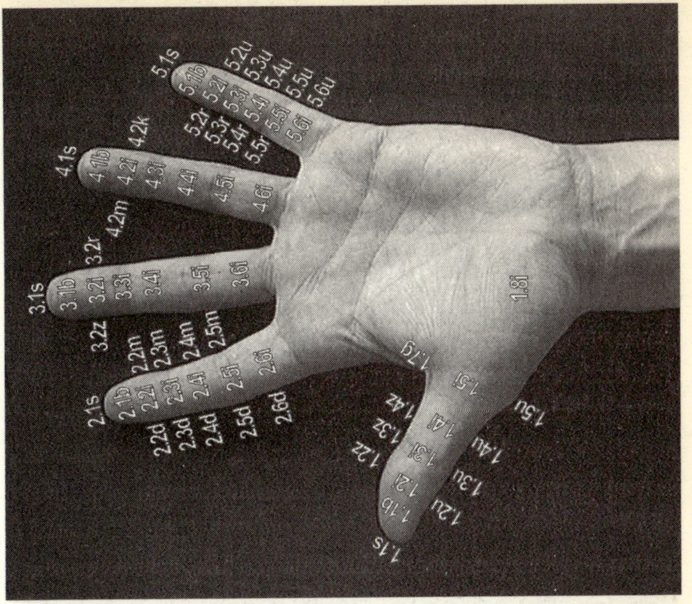
1.1s
1.1b
1.2i
1.3i
1.4i
1.5i
1.2z
1.3z
1.4z
1.2u
1.3u
1.4u
1.5u
1.7g
1.8i
2.1s
2.1b
2.2i
2.3i
2.4i
2.5i
2.6i
2.2d
2.3d
2.4d
2.5d
2.6d
2.2m
2.3m
2.4m
2.5m
3.1s
3.1b
3.2i
3.3i
3.4i
3.5i
3.6i
3.2z
3.2r
4.1s
4.1b
4.2i
4.3i
4.4i
4.5i
4.6i
4.2m
4.2k
5.1s
5.1b
5.2i
5.3i
5.4i
5.5i
5.6i
5.2r
5.3r
5.4r
5.5r
5.2u
5.3u
5.4u
5.5u
5.6u

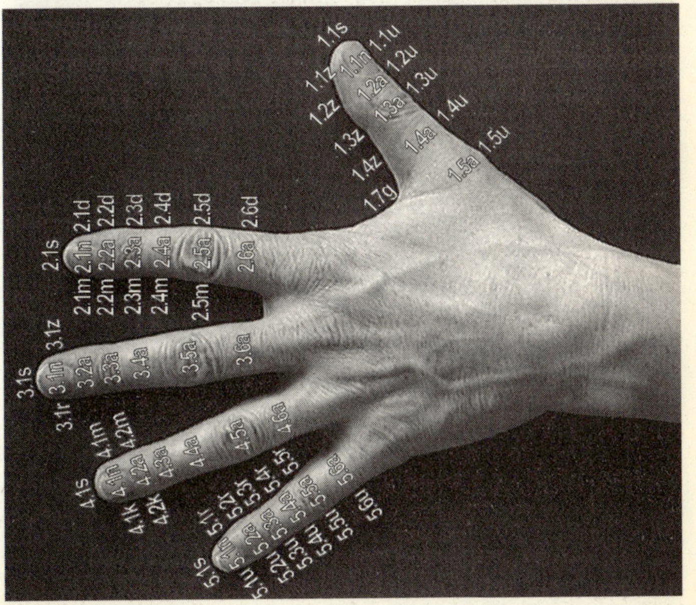
1.1s
1.1n
1.2a
1.3a
1.4a
1.5a
1.1u
1.2u
1.3u
1.4u
1.5u
1.1z
1.2z
1.3z
1.4z
1.7g
2.1s
2.1n
2.2a
2.3a
2.4a
2.5a
2.6a
2.1d
2.2d
2.3d
2.4d
2.5d
2.6d
2.1m
2.2m
2.3m
2.4m
2.5m
3.1s
3.1n
3.2a
3.3a
3.4a
3.5a
3.6a
3.1z
3.1r
4.1s
4.1n
4.2a
4.3a
4.4a
4.5a
4.6a
4.1m
4.2m
4.1k
4.2k
5.1s
5.1n
5.2a
5.3a
5.4a
5.5a
5.6a
5.1r
5.2r
5.3r
5.4r
5.5r
5.1u
5.2u
5.3u
5.4u
5.5u
5.6u

5. Grundsätzliche Betrachtungen

Energie – was ist das?

Es gibt viele Definitionen von Energie, sie reichen von der physikalischen bis hin zur esoterischen. Meine für praktische Zwecke völlig ausreichende vereinfachte Definition ist: *»Energie spüren wir dann, wenn sie uns fehlt.«*
Energie regelt die physiologischen Abläufe in unserem Körper, schützt die Organe, unterstützt den angeborenen, autonomen Bewegungssinn und koordiniert den Selbstheilungsvorgang. Dadurch wird der Körper gesund erhalten.

Gesund sein hat mehrere Aspekte

1. Die Funktionen im Körper sind in der Balance.
2. Wir sind nicht in negativen Emotionen gefangen.
3. Die geistige Ausdruckskraft entfaltet ihr volles Potential.
4. Das Leben wird gemeistert.
5. Streß wird als Lebenserfahrung verwertet. Er wird als Motor verstanden und übersteigt nicht unsere Belastungsgrenze.

Bewegung

Die zwei Aspekte der Bewegung sind untrennbar miteinander verbunden, wenn es um Leben und Selbstheilung geht:
- Yin-Bewegung = innen;
- Yang-Bewegung = außen.

Wenn wir in äußerer Bewegung (Yang) sind, schweigt das Yin. Die innere Bewegung ist in dem Moment sehr klein. Wenn wir nun eine innere Bewegung durchführen, indem wir zum Beispiel nur still dasitzen oder dem Atem lauschen, ist das eine Yin-Bewegung. Dabei schweigt das Yang. Außen ist Ruhe, innen findet Bewegung statt.
Yin und Yang müssen immer ausgeglichen sein. In unserem Fall heißt das, daß auf eine Yang-Bewegung immer eine Yin-Bewegung folgen muß. Es ist sehr wichtig, daß beispielsweise nach körperlichem Training eine entsprechende Ruhepause stattfindet.

Unerklärliche Unruhe

Die Erde dreht sich täglich 24 Stunden lang, und unser Körper bewegt sich 24 Stunden am Tag – ein ganzes Leben lang. In unserem Körper ist es nie still. Auch wenn wir schlafen, arbeiten die Organe, die Nerven und die Meridiane von alleine. Das Herz schlägt, das Blut fließt, und die Atmung geht weiter, ohne daß wir diese Funktionen steuern müssen.
Aus der Rotation der Erde und der Bewegung in unserem Körper entsteht eine Synchronisation. Sie bewirkt, daß wir in Ruhe sind. In dem Moment, wo diese beiden Bewegungen nicht mehr synchron laufen, werden wir unruhig.
Menschen überspielen ihre innere Unruhe oft durch äußeres Handeln – und genau das ist falsch! Sie mißbrauchen ihre Freizeit für alle möglichen Ablenkungsaktivitäten. Kaum wird es still um sie, müssen sie gleich wieder Telefonate führen oder Termine vereinbaren. Eine perfekte Frei-

zeit- und Unterhaltungsindustrie treibt die Ablenkung von der inneren Unruhe weiter voran.
Manche Schulkinder machen ihre Hausaufgaben nur bei lauter Musik. Fehlt sie, können sie sich nicht konzentrieren!

Wie können wir unserer inneren Unruhe begegnen?

Es ist notwendig, im äußeren Tun einzuhalten und das innere Geschehen zu betrachten. Denn die Unruhe ist immer ein Indikator für eine Imbalance. Zuerst zeigt sie sich emotional, sie wird ein Teil unserer Gedankenkraft, manifestiert sich in unserer Psyche und äußert sich schließlich physisch – bis hin zu einer unheilbaren Krankheit.
Energetisch gesehen ist das ein sehr langer Weg. Wenn es schnell geht, dauert es bis zum Ausbruch einer sogenannten unheilbaren Krankheit zehn bis fünfzehn Jahre.
Zur Betrachtung der inneren Unruhe:

1. Was bringt meine Energie zum Stillstand?
2. Was lehrt mich die innere Unruhe, was will sie mir zeigen?
3. Wie kann ich sie beheben, anstatt mich nur von ihr ablenken zu lassen?
4. Wann beginne ich damit? (Am besten: sofort!)

Viele Dinge, die in unser Leben treten, entstehen aus einer inneren Unruhe. Beispiele gibt es genug: Die erst vor wenigen Jahren gekaufte Sitzgarnitur wird durch neue Ledersofas ersetzt. Die Kinder fahren zum x-ten Mal über das Wochenende in ein Kinderlager – zusätzlich zu den Ferien. Zu

den zehn Dinosauriern der Enkelkinder kommt noch ein elfter und zwölfter dazu. Wir selbst gönnen uns einen günstigen Städteflug, um wieder einmal dem Alltag zu entfliehen. Kleidung und andere Dinge werden gekauft, obwohl der Schrank sich nicht mehr schließen läßt. Als Vorsitzender von drei Vereinen überlegen wir uns, ob wir auch noch die Leitung des Kegelklubs übernehmen sollen.
Es ist die innere Unruhe, die uns treibt und treibt und treibt. Zwanghaft wollen wir immer mehr haben. Irgendwann heißt es: »Kein Wunder, daß ich krank geworden bin! Ich habe mir eben zuviel vorgenommen.«

Die Robusten unter den Menschen

Es gibt aber auch jene Menschen, die bis gestern scheinbar völlig gesund waren – und heute alle Krankheiten auf einmal haben. Nicht immer fängt es mit Kleinigkeiten an. Irgendwann sagt unser Körper nämlich plötzlich und unerwartet: »Schluß mit den äußeren Handlungen! Jetzt legen wir uns ins Bett.«
Wir sind immer gut beraten, wenn wir uns bemühen, die Unruhe in uns wahrzunehmen. In diesem Fall versuchen wir, über den Weg der Stille und Leere diese Meldung zu dekodieren. Danach kann die entsprechende Kurskorrektur erfolgen, und wir kommen wieder zur Ruhe.
Dr. Edward Bach, der geistige Vater der Bach-Blüten-Therapie, sagte: »Ihr leidet an euch selbst.« Durch die innere Unruhe verursachen wir alles mögliche, das natürlich auch Auswirkung auf unser Umfeld hat. Dieses reagiert auf die Impulse. Wir aber glauben, die anderen würden unsere

Pein verursachen, und wissen nicht, daß wir selbst den Anstoß dazu gegeben haben.
Und wieder Dr. Bach: »Ihr könnt Heilung nur finden in der stillen Kommunikation mit eurer Seele.« Das Beschäftigen mit der inneren Unruhe ist eine wichtige Aufgabe jedes Menschen.

Kinesiologie macht die Wirkung der Mudras deutlich

Vielen Lesern ist bereits mein Buch »Kinesiologie – die Lehre von den Bewegungen und den Bewegungsabläufen in unserem Körper« bekannt, das verschiedene Richtungen und Aspekte der Kinesiologie beschreibt.
Generell haben alle Kinesiologie-Arten eines gemeinsam: Sie wollen eine Balance des Körpers erreichen. Das Hauptwerkzeug in der Kinesiologie ist der Muskeltest. Mit ihm können wir auch die Wirksamkeit der Mudras sicht- und fühlbar aufzeigen.
Im *Touch for Health – Gesund durch Berühren –*, einem Gebiet der Kinesiologie, sind den einzelnen Akupunktur-Meridianen bestimmte Muskeln zugeordnet. Wenn man ein bestimmtes Mudra lange genug hält, wird dadurch ein Meridian aktiviert. Dies erkennt man daran, daß der vorher schwache Muskel nach dem Halten des Mudras einen starken Tonus aufweist. Darüber hinaus können wir mit dem Muskeltest auch funktionelle Energien testen, zum Beispiel die Energie der Augen und der Ohren oder die Integration der Gehirn- und Herzhälften.
Wir verwenden die Kinesiologie in unserer Arbeit zu ver-

schiedenen Zwecken. Wir setzen den Muskeltest als Feedback-Möglichkeit ein, um bestimmte Reaktionen des Körpers festzustellen. Die Kinesiologie bietet auch gute Diagnose-Möglichkeiten für energetische Unausgewogenheiten des Körpers. Mit den verschiedenen Kinesiologie-Arten wird der Körper unterschiedlich balanciert. Wir können Energiekreisläufe darstellen, um die Funktion in unserem Körper besser zu verstehen, denn klares Verstehen fördert die Gesundheit.

Hinweis: Auch die Kinesiologie ist kein Allheilmittel, aber mit ihr können wir unsere funktionelle Energie und die Selbstheilungsreflexe immer sehr wirkungsvoll unterstützen.

Für Kinesiologie gibt es keine Altersbegrenzung. Egal, wo wir gerade in unserem Leben stehen – es ist nie zu früh und nie zu spät, um damit zu beginnen.

Wissenswertes über Emotionen

Der taoistischen Medizin zufolge entstehen Emotionen in den Organen. Von dort gehen sie über die Meridiane zum Gehirn und werden dort erlebt.

Wenn wir diese Emotion vom Gehirn zum Herz weiterbewegen, können wir sie als Hinweis auf unseren eigenen energetischen Zustand nutzen. Die Emotionen sollen dazu dienen, unsere Welt und unsere Gefühle zu erleben. Es ist nicht gut, wenn wir emotionale Zustände immer gleich als Tatsache hinnehmen und wie auf Knopfdruck sofort darauf reagieren. Denn diese Reaktionen schaukeln sich gegenseitig auf – ohne Ende.

Merke: Das emotionale Gefüge entscheidet über Gesundheit und Krankheit, denn alle Krankheiten beginnen mit emotionalen, nicht verarbeiteten Zuständen und daraus resultierender Unterenergie.

Die Lösung: Wir können diesen Kreislauf durch die Verarbeitung unserer Emotionen durchbrechen!

Wenn wir Emotionen festhalten und Altes immer wieder aufwärmen, wird die eigene Lebenskraft immer schwächer. Aus diesen Emotionen werden psychologische Konzepte, und irgendwann haben wir es mit Krankheiten zu tun.
Ein Beispiel dazu: In völlig ausgeglichenem Zustand erhalten wir plötzlich eine Nachricht, die uns in Angst versetzt. Hinterher stellt sich heraus, daß die Meldung gar nicht stimmt. Aber die momentane Angst und die emotionale Verwirrung klingen in uns noch lange nach. Sollte nun wirklich ein Unglücksfall passieren, würde er noch viel dramatischer erlebt. Schließlich haben wir diese erste emotionale Auswirkung noch immer als Spur in uns.
Oder: Jemand ist nicht besonders guter Stimmung und hängt verloren herum. Doch plötzlich trifft ihn Amors Pfeil, und dieser Mensch ist verliebt bis über beide Ohren. Sofort ändert sich die emotionale Lage! Er fühlt sich gut, ist gesund und kann auch wieder schlafen. Unternehmungsgeist und Kreativität kommen zum Vorschein. Das Leben ist wieder wunderbar. Wenn aber nach ein paar Tagen das Objekt seiner Liebe verschwunden ist, stürzt er abgrundtief ab.
»Himmelhoch jauchzend« und »zu Tode betrübt« sind

emotionale Zustände, die sich in Sekundenbruchteilen verändern können. Mit diesen Schwankungen gehen auch schwerwiegende, energetische Prozesse einher, die sich wiederum psychisch und körperlich auswirken.

Selbstverantwortung – Meinen Körper in meine Hände nehmen

Nicht verarbeitete Emotionen und Gefühle schwächen generell die Lebensenergie. Diesen Zustand nennen wir Unterenergie. Jede Imbalance oder Krankheit entsteht durch Unterenergie: Ist der Energiezustand niedrig, können verschiedene Symptome auftreten, die uns zum Teil das Leben erheblich erschweren.

Unsere Lebensenergie steigt wieder, wenn wir frei werden von Bewertung. Emotionen und Gefühle werden häufig als gut oder schlecht bewertet. Wenn wir uns aber auf der Energieebene bewegen, gibt es nichts Gutes und auch nichts Schlechtes. Es gibt nur »Balance« und »Imbalance«. Ohne Bewertung können sich Begebenheiten sehr schnell wandeln.

Aggression beispielsweise wird als schlecht und bedrohlich empfunden. Somit sind wir von Anfang an vorsichtiger, wenn uns jemand in aggressiver Weise begegnet. Es kann aber dabei etwas sehr Schönes passieren – der andere schenkt uns seine ganze Aufmerksamkeit. Er meint nur uns! Wie oft bekommen wir von einem Menschen hundertprozentige Aufmerksamkeit? Eher selten – und meistens nicht in der Art, wie wir sie uns vorstellen.

Wertungsfrei betrachtet, ist Aggression oder Wut eine

Form von Lebenskraft, die noch nicht strukturiert ist. Sind wir selbst in einem unterenergetischen Status, fehlt uns die klare Distanz zu dieser Situation. Damit übernehmen wir die Energie der Aggression von dem, der sie im Rohzustand aussendet. Wir haben keine Wahl und lassen uns in ein Schema zwingen, in dem wir nun auch emotional und meistens noch aggressiver reagieren.

Befinden wir uns hingegen in der Balance, *stärkt* uns die Energie der Aggression. Wir sind Herr der Situation! Wir können klar denken und uns fragen, was der andere uns *tatsächlich* vermitteln will. Wir lassen uns nicht zu etwas hinreißen, das wir im Grunde genommen nicht zu leben wünschen. Damit bleibt die Energie der Emotionen bei dem, der sie hat. Er muß dann selbst damit fertig werden, wir nehmen sie ihm nicht ab.

Ein solches Verhalten ist nur möglich, wenn unser Energiezustand ausgeglichen ist. Im unterenergetischen Status ärgern wir uns und sind unwirsch.

Eine ungerechtfertigte Aggression kann uns oft Stunden, Tage oder Wochen, manchmal sogar ein halbes Leben lang beschäftigen. Wir tragen nach und sagen: Dieser Mensch hat mich damals sehr schlecht behandelt. Doch eines wird uns dabei nicht bewußt: Wir verbrauchen täglich Energie, um dieses Denken aufrechtzuerhalten. Somit wird immer mehr unserer verfügbaren Energie, die wir ja für das Alltägliche benötigen, gebunden. Wir rutschen in den Zustand der Unterenergie, denn die Lebensenergie ist in Vergangenem eingefroren.

Schlimmer ist die Emotion *Freude*. Sie wird positiv bewertet und dringt daher ungefiltert in uns ein. Übergroße Freude kann dem Körper mehr schaden als ein aggressiver Angriff. Wir brauchen nur einmal an jene Menschen zu denken, die durch zu große Freude plötzliche Herzattacken erlitten haben und sogar daran gestorben sind.

Es geht natürlich nicht darum, daß wir uns nicht mehr freuen sollen. Betrachten wir Freude doch als eine kleine Flamme, die in der Nähe unseres Herzens wohnt. Ob nun außen etwas Schlimmes passiert oder etwas sehr Erfreuliches – die Größe der Flamme sollte sich nicht ändern.

Es gibt aber nicht nur einen Auslöser für nicht verarbeitete Emotionen und Gefühle! Sie summieren sich im Laufe eines Lebens – entsprechend schwer wird es für uns.

Wenn wir mit Hilfe der Mudras *unseren Körper in unsere Hände nehmen,* können wir diese Zustände klären. Wir finden aus der Unterenergie heraus, und die Lebensenergie steht uns in der Gegenwart zur Verfügung.

Jede Krankheit beginnt mit Unterenergie

Die Ursache jeder Krankheit ist Unterenergie. Wir sind dann nicht in der Lage, unsere gesamte Lebensenergie tatsächlich zu nutzen, und sind allen Stürmen des Lebens ungeschützt ausgesetzt. Der Körper kann seine Selbstheilungskräfte nicht zum Einsatz bringen.

1. Emotionen können nicht mehr verarbeitet werden. Um zu überleben, schaltet der Körper auf Unterenergie.
2. Kleine Stressoren und Unausgewogenheiten werden zu großen Imbalancen.
3. Selbstheilungskräfte sind nur mehr bedingt aktiv, es kommt zu funktionellen Störungen.

4. Diese führen – mitunter erst viele Jahre später – unweigerlich zu Krankheit.

Vor einiger Zeit wurde ich von der Deutschen Homöopathischen Gesellschaft zu einem Vortrag eingeladen. Das Wunschthema war: *Aktivierung der Selbstheilungskräfte*. Bei der Vorbereitung auf diesen Vortrag wurde mir klar, daß wir uns zuallererst die Frage stellen müssen: Wo sind sie denn hingelaufen, unsere Selbstheilungskräfte? Warum haben wir sie verloren?
Die Selbstheilungskräfte dürfen nicht aktiviert werden, um noch mehr Imbalancen leben zu können. Sie sind dazu da, um uns immer wieder zu zentrieren. Sie sind vorhanden, denn sie werden vom Körper als System, das sich selbst ausgleicht, benötigt.
Betrachten wir doch einmal jene Energieräuber genauer, die unsere Selbstheilkräfte schwächen:

1. *Die Ernährung*. Dabei geht es nicht um das bessere biologisch-dynamisch erzeugte Gemüse, sondern um das ganze »Zwischendurch«. Damit sind alle Stimulantien gemeint, die unsere Nebennieren durcheinanderbringen und Streß fördern – an erster Stelle stehen hier Zucker, Kaffee, Zigaretten und Alkohol.
2. *Das Sprechen*. Nicht alles, was wir reden, ist immer der eigenen Balance nützlich. Generell sprechen wir zuviel; dadurch wird die Herzenergie schwach (Herz und Zunge sind energetisch miteinander verbunden), und der gesamte Energiepegel sinkt.
3. *Das Denken*. Wir sorgen uns oft über Unnötiges, wir denken schlecht über uns selbst und andere.

Fazit: Ernährung, Sprechen und Denken sind die größten Energieräuber. Damit wir sie umstellen können, müssen wir einen anderen Weg gehen.
Wir richten und strukturieren unser Denken – damit fördern wir den inneren Wandel. So bekommt unser Sprechen eine bessere Qualität: Wir verursachen nicht mehr so viel und müssen nicht mehr so viel zurücknehmen. Weil wir uns dadurch selbst zentrieren, verändern sich auch unsere Eß- und Trinkgewohnheiten, ohne daß wir ständig das Gefühl haben, auf etwas verzichten zu müssen.

Gesund werden und gesund bleiben hat sehr viel mit Selbstverantwortung zu tun

In einer Zeit, in der die Gesellschaft versucht, jede Form der Verantwortung immer wieder abzuschieben, ist es schwer, gesunde Strukturen zu entwickeln.
Viele Menschen übernehmen Verantwortung für »Gott und die Welt«, aber nicht für sich selbst. Am liebsten kümmern sie sich um jene Dinge, die sie gar nichts angehen. Andere hängen ihr ganzes Leben an *Vater Staat,* wohnen im *Hotel Mama* und sitzen ständig beim *Onkel Doktor.*
Der Arzt wird erst dann aufgesucht, wenn wir schon krank sind. Vorher haben wir ja keine Veranlassung dazu. Wir wollen in diesem Fall die Verantwortung am liebsten dem Arzt geben, denn *er* soll uns wieder gesund machen. Wir selbst haben keine Vorstellung, wie es zur Krankheit kam. Und überhaupt keine Vorstellung haben wir davon, wie wir wieder gesund werden können.

In dem Maß, wie wir in der Selbstverantwortung wachsen, stabilisieren wir auch unsere Gesundheit!

An höchster Staatsstelle geht es schon los: Kein Politiker übernimmt die Verantwortung für seine Tat. Wenn etwas passiert, tritt er zurück, und sein Nachfolger kann es ausbaden. Das setzt sich fort bis ins normale Volk.

Keiner sagt: »Ich bin *selbst* schuld, daß ich krank bin und daher kann ich mich ja jetzt auch wieder selbst gesund machen.« Uns ist nicht bewußt, daß andere uns immer nur *raten* können. Aber die Durchführung liegt einzig und allein bei uns selbst.

Um wirklich gesund zu werden, müssen wir kontinuierlich Schritt für Schritt daran arbeiten, *Selbstverantwortung* zu übernehmen.

Es gibt Menschen, die gar nicht gesund werden *wollen,* sonst wären sie ja ganz normal belastbar. Das macht ihnen Angst. Ihre Heilung wäre, wenn man auf sie keine Rücksicht mehr nimmt! Würden manche Kranke nicht soviel Aufmerksamkeit erhalten, müßten sie sich sehr schnell wieder so benehmen, daß andere Menschen freiwillig und gerne auf sie zukommen.

Die Entwicklung der Selbstverantwortung und die Fähigkeit, sich selbst zu heilen, gehen Hand in Hand. Somit wird der Titel des Buches verständlich: Wir nehmen unseren Körper in unsere Hände und balancieren ihn damit. Wir erfahren Selbstheilung, weil wir willens sind, die Verantwortung für uns selbst zu übernehmen.

Die Begegnung mit dem ganz normalen Leben ängstigt

oder schreckt uns nicht. Im Gegenteil: Sie wird zur Quelle der Freude, der Kreativität und des Gedankenreichtums. Dieser Reichtum, den wir aus der Normalität des Lebens ziehen, ist es, der die Substanz unseres Lebens fördert.
Wir müssen begreifen und verinnerlichen, daß für unsere Heilung niemand anderer verantwortlich sein kann als wir selbst. Andere können uns nur unterstützen. Aber wenn wir selbst nicht bereit sind, für uns verantwortlich zu sein, ist die größte Bemühung des Arztes vergeblich. Wir leiden weiter, obwohl die anderen für uns alles nur Mögliche unternehmen.
Wenn wir dann auch noch den Lebenswillen verlieren, weil wir selbst nicht bewußt die Verantwortung für unser Leid übernommen haben, nützt die beste medizinische Versorgung nichts. Hier erkennen wir, daß der Lebenswille vom Grad der Selbstverantwortung abhängt.

Wer nicht leben will, hält bei anderen das Leben auf!

Die Gesellschaft ist an einem Punkt angekommen, wo manche Menschen nur noch ein bißchen *jobben,* um die sozialen Segnungen des Staates für sich zu nutzen. Soziale Einrichtungen des Staates werden oft mißbraucht.
Diesen Menschen ist nicht bewußt, daß sie die Verantwortung für ihr Leben abgegeben haben. Sie sind selbst nicht mehr mächtig, ihr Leben in die eigenen Hände zu nehmen. Sie müssen vom Staat erhalten werden. Der Weg vom Erhaltenwerden bis zur Krankheit ist nun nicht mehr weit.
Es gibt genügend Patienten bei jedem Arzt, die sich seit

Jahren regelmäßig ein Medikament verschreiben lassen, das ihnen aber gar nicht hilft. Sonst könnten sie es ja eines Tages absetzen.

Eine befreundete Ärztin, die in Berlin eine Praxis übernommen hatte, erzählte mir: »Frau X, ich sehe in Ihrer Kartei, daß Sie seit 12 Jahren das Medikament Y nehmen. Es scheint, daß Ihnen das nicht hilft. Daher würde ich Sie gerne einmal untersuchen.« Frau X ganz verlegen: »Frau Doktor, ich bin auf eine Untersuchung aber heute nicht vorbereitet.« Die Patientin grüßte noch und verließ die Praxis. Frau X wurde bei Frau Doktor, die ihre Aufgabe ernst nimmt, nicht mehr gesehen.

Ich acht von zehn Fällen ist es so, daß der Patient den Arzt wechselt, um sein altes Medikament zu behalten. Die Lebensenergie dieser Menschen ist schon so schwach, daß sie nicht einmal eine Untersuchung oder eine andere hilfreiche Maßnahme annehmen können.

Der tschechische Politiker und Philosoph Thomas Garrigue Masaryk meinte einmal: »Der Mensch hat die Pflicht, gesund zu sein. Nur so kann er den anderen helfen und wird ihnen auch nicht zur Last fallen.«

Die kaum wahrnehmbare Veränderung im Alltag

Wir machen uns selten klar, daß ein sogenannter Arbeitstag uns nur als Routine *erscheint.* In Wirklichkeit findet täglich eine Veränderung statt. Das Wetter, die Leute – etwas ist immer anders. Und die tägliche Veränderung gehört zur Normalität des Lebens. Denn das Leben ist Bewegung!

Bewegung innerhalb und außerhalb des Körpers findet ohne Unterlaß täglich 24 Stunden lang statt. Kein Mensch hat normalerweise Angst vor dem Schlafengehen, weil sein Herz stehenbleiben oder seine Atmung aussetzen könnte. Es ist normal, daß zur täglichen Routine immer etwas Unerwartetes hinzukommt. Manche Menschen sind damit hoffnungslos überfordert. Ihre Philosophie ist meistens auf Stagnation aufgebaut. Sie denken in Festhalten und »So soll es immer bleiben«. Doch der Körper braucht Bewegung, um zu existieren. Daher muß er nun gegen unser eigenes Wollen leben.
Die Bewegung ist das Leben, und wir halten es durch festgefahrenes Denken auf. Wäre uns das bewußt und würden wir die Natürlichkeit der Bewegung würdigen, wäre viel Leid und Krankheit über Nacht verschwunden. Der allgemeine Gesundheitszustand der Bevölkerung könnte sich schon allein durch die Flexibilität im Denken verbessern.

Gesund bleiben und die Normalität des Lebens haben

Die Ebene *Gerade nicht krank sein* ist für die Erfüllung der Lebensaufgabe zu niedrig. Die Ebene *Gesund bleiben und die Normalität des Lebens haben* ist dafür schon die bessere Ausgangsposition. Damit meistern wir nicht nur unseren Arbeitstag, sondern wir sind in der Freizeit kreativ mit der *Förderung* unseres Lebens beschäftigt.
Wir müssen nicht den Unfug der Unterhaltungsindustrie konsumieren, sondern wir sind erfüllt durch die Beschäftigung mit unserem Inneren.

Die Förderung des Lebens heißt, der eigenen Substanz täglich etwas *Überzeitliches* hinzufügen.
Wenn Menschen ihre Freizeit ausschließlich mit der Massenunterhaltung verbringen und ihr täglich frönen, werden sie zu Getriebenen.
Besser wäre es, einen Teil dieser Freizeit mit Gedanken über uns selbst zu verbringen. Wir sollten von dem Wunsch durchdrungen sein, im Denken so flexibel zu werden, daß wir das Leben nicht aufhalten. Diese Flexibilität erweitern wir später auch auf das Leben anderer. Wir hören auf, bei anderen etwas zu verursachen oder aufzuhalten.
Das kreative Leben und flexible Denken hat mit *Lernen* zu tun. In der Schule gibt es einen Stundenplan, wir wissen, was die nächste Stunde bringt. Im Erwachsenenleben gibt es diesen Plan nicht mehr. Wir lernen nicht jeden Tag das Alphabet aufs neue, sondern ab einem gewissen Zeitpunkt wenden wir es einfach an. Es kann jederzeit *alles* stattfinden – und das ist *natürlich!*
Lernen hat ein natürliches Wachstum. Viele Wiederholungen ermöglichen eine Routine. Es gibt sogar eine Routine in der Selbstverständlichkeit des Lebens und des Gesundseins. Da ist kein Unterschied!
Wir müssen nicht jeden Tag von vorne beginnen, sondern einfach zu dem, was ist, das Neue hinzufügen. Dies funktioniert am leichtesten, wenn wir Neuem und Unvorhergesehenem wertfrei begegnen.
Zuerst aber brauchen wir die Normalität des Lebens als Basis. Dieser können wir dann täglich etwas hinzufügen, um Selbstverantwortung auszubauen, Gesundheit zu leben und Verantwortung zu übernehmen.

Die Mudras in diesem Buch unterstützen uns im Finden der Selbstverantwortung und fördern die Basis unserer Gesundheit. Sie haben nicht nur philosophischen Hintergrund. Sie balancieren auch wichtige Energiesysteme in unserem Körper, die für die klare Ausrichtung unserer Gedankenkraft wichtig sind.
Der Zustand unseres Immunsystems hängt sehr stark von unserem Denken ab. Und ein stabiles Immunsystem trägt zu einer stabilen Gesundheit bei.
Wir müssen die Abgrenzungen zwischen Denken, Imbalancen, Allergien, Süchten und Krankheiten aufheben und erkennen, daß alle diese immer nur verschiedene Aspekte ein und derselben Handlung sind. Alles wirkt zusammen, und alles beginnt stets mit dem Denken.
Es ist ein guter Ansatzpunkt zu wissen, daß wir mit den Fingerstellungen nicht nur Symptome, Imbalancen und Schmerzen lindern können, sondern daß die Mudras das eigene Energiepotential so anheben, daß wir *umdenken* können. Wir finden dann den natürlichen Mut im Leben, Dinge auch einmal anders als gewohnt anzupacken. Dadurch betreten wir den Raum einer erweiterten Erfahrung. Diese Erweiterung der Erfahrungswelt öffnet das Denken, die Kreativität und das Finden unserer Balance. Warum? Weil wir ganz natürliche Zusammenhänge vereinen und damit unserer geistigen Orientierung eine Richtung geben, die Gesundheit natürlich werden läßt.

Merke: Selbstverantwortung und Selbstheilung sind untrennbar miteinander verbunden.

6. Übersicht der Mudras

Mudras zu grundsätzlichen Betrachtungen

76	Als erstes müssen wir unseren Körper in Ordnung bringen
77	Flexibilität ist Gesundheit
78	Flexibilität im Körper
79	Flexibilität im Umgang mit Emotionen
80	Erkennen ist, Distanz zu Neigungen haben
81	Ich fülle mich selbst aus
82	Atmung ist Leben
83	Ich bin in meinem Körper strukturiert
84	Klarheit in den Emotionen
85	Sich immer über das gleiche ärgern hält das Leben auf

Mudras zur Stärkung der fünf Elemente

86	Metall-Element	–	Mut zum Leben
87	Wasser-Element	–	die Struktur der Sanftheit
88	Holz-Element	–	wahrnehmen, nicht eingreifen, nicht streiten
89	Feuer-Element	–	Erlebtes verarbeiten, alte Muster aufgeben
90	Erd-Element	–	Heil sein ist natürlich

Sichtbare Imbalancen

91 Energieaufbau bei Übergewicht – 1
92 Energieaufbau bei Übergewicht – 2
93 Energieaufbau bei Übergewicht – 3
94 Abbau von Übergewicht – 1
95 Abbau von Übergewicht – 2
93a Abbau von Übergewicht – 3
78a Akne – 1
96 Akne – 2

Wichtige Energiesysteme

97 Atemreflex
98 Ionisation
99 Kloakal-Reflex
100 Kiefergelenk
101 Jetlag – die innere Uhr balancieren
102 Autonomer Bewegungsreflex
103 Autonomer Selbstheilreflex
104 Lungen-Meridian
105 Gehirnintegration
106 Herzintegration
105a Verbindung von Gehirn und Herz
90a Zuckersucht

Kommunikation

107 Kommunikationsfähigkeit haben
108 Kommunikation mit uns selbst
109 Kommunikation und Sprache
110 Nonverbale Kommunikation

Krankheit und Gesundheit

Mudra-Wege

Ein Verzeichnis der Symptome und der zugeordneten Mudras und Mudra-Wege finden Sie im Anhang des Buches.

Teil II

Anwendung der einzelnen Mudras

1. Mudras zu den grundsätzlichen Betrachtungen

The first duty is to fix your body ...

Die erste Aufgabe ist es, unseren Körper in Ordnung zu bringen, um unser Leben auszufüllen.

Dieser Satz zieht sich wie ein roter Faden durch die Philosophie der indischen Meister, die ihre Texte oft in englischer Sprache schreiben.

Es geht darum, daß der Körper Träger unserer Energie ist. Die Meister vergleichen den Körper mit einem Boot, das gut funktionieren muß, um über den Ozean der Emotionen gesteuert werden zu können.

Je mehr wir in unseren Emotionen gefangen sind, desto mehr Imbalancen haben wir, die im Laufe der Jahre zu Krankheit führen. Daher ist es die erste Aufgabe, unseren Körper in Ordnung zu bringen, unser Leben auszufüllen und Herr unserer Emotionen zu werden.

Wenn also der Körper – unser Boot – bereit ist, uns über das Meer der Emotionen zu tragen, können wir die Emotionen als Kraft für unser Sein nutzen, um unser Leben zu strukturieren. Lassen wir den Emotionen den natürlichen Lauf, ist es auch natürlich, daß das »Schlechte« im Leben leichter verblaßt. Weiterhin ist es natürlich, daß wir uns die guten Dinge leicht merken.

Wenn wir hingegen die schlechten Erinnerungen lebendig halten, benötigen wir täglich mehr Energie, um diese präsent zu haben. Damit ist unsere Energie an sogenannte

schlechte (unverdaute) Begebenheiten der Vergangenheit gebunden. Wie aber soll ein Mensch damit gesund werden?
Wenn unsere Energie nicht jetzt zur Verfügung steht, sondern in der Vergangenheit steckt, ist unser Boot löchrig. Und damit versinken wir im Ozean der Emotionen.

Bringen wir daher als erstes unser Boot in Ordnung. Alles andere folgt danach.

76 Als erstes müssen wir unseren Körper in Ordnung bringen

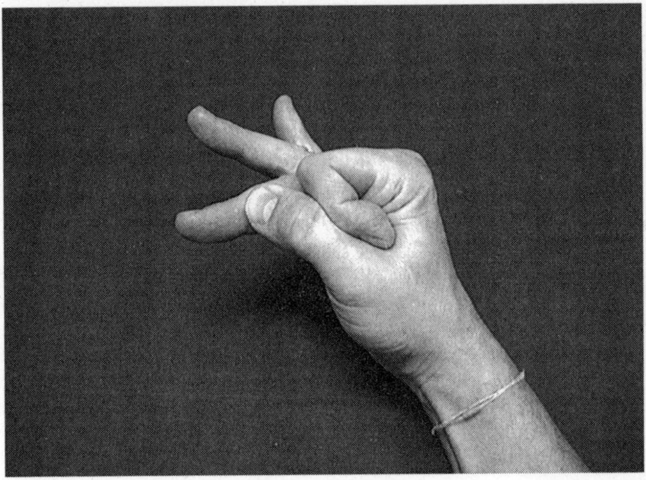

Dieses Mudra verwenden wir, um das bisher Gelesene verarbeiten und starten zu können.

Hände:	links oder rechts
Beschreibung:	Zeigefinger in die Daumengrube, Daumen auf zweites Mittelfingerglied zeigefingerseitig
Haltezeit:	3 Minuten, mindestens 3mal täglich, Mindestabstand 5 Minuten
Im akuten Fall:	5 Minuten, mindestens 7mal täglich, Mindestabstand 1 Minute
Nutzen:	klärt Organenergien, schützt uns vor »falschen« Meinungen, stärkt das Immunsystem, fördert das Gedächtnis

Flexibilität ist Gesundheit

Nimmt die Lebensenergie zu, verbessern sich auch geistige Flexibilität und körperliche Beweglichkeit.
Die indischen Meister sagen, daß die Flexibilität im emotionalen Denken liegt. Verknöchert das emotionale Denken, halten uns nicht verarbeitete Erregungen auf, wir werden unflexibel. Die Inder sprechen von der Verknöcherung der Gedanken. Sie überträgt sich auf den Körper. Er wird ebenfalls in seiner Beweglichkeit eingeschränkt.
Erinnern wir uns doch daran, wie flexibel ein Baby ist und wie unflexibel mittlerweile schon Jugendliche im Alter von 14 oder 15 Jahren sein können!
Von alten Menschen brauchen wir eigentlich nicht zu reden – gleichzeitig können wir aber auch beobachten, daß alte Menschen öfter beweglicher sind als die Generation der Zwanzigjährigen.
Im Taoismus heißt es, das Flexible, Weiche sei das Gesunde. Das Starre ist das Tote. Je flexibler wir in unseren Gedanken sind, desto lebendiger sind wir. Denn alles im Leben, das sich nicht bewegt, das starr oder unflexibel ist, ist tot.

Wenn Menschen sich in
ihren Verhältnissen allzu wohl fühlen, sind sie
naturgemäß Gegner von Neuerungen.

Joseph Adison

77 Flexibilität ist Gesundheit

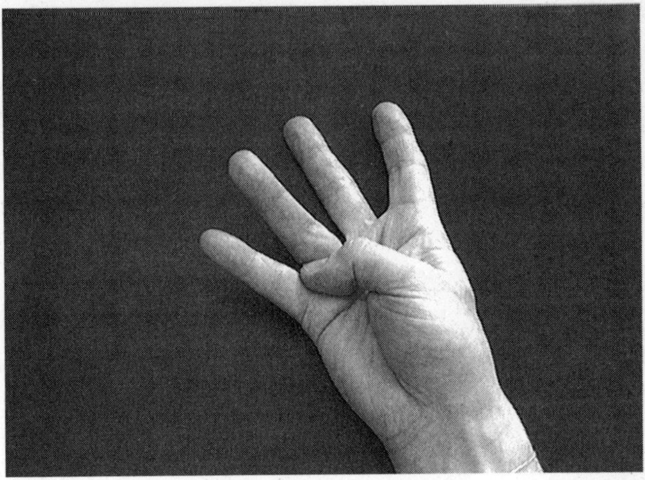

Hände:	links oder rechts, beide
Beschreibung:	Daumennagel auf drittes Ringfingerglied kleinfingerseitig
Haltezeit:	3 Minuten, mindestens 4mal täglich, Mindestabstand 5 Minuten
Im akuten Fall:	20 Minuten, mindestens 7mal täglich, Mindestabstand 8 Minuten
Nutzen:	stärkt das Holz- und Feuer-Element und die klare Geisteskraft, fördert das Wasser-Element und die Wahrnehmung, verbessert die Atmung, wirkt auf Gelenke und Gelenkigkeit, unterstützt die Kommunikation

Flexibilität im Körper

Flexibilität im Körper ist eine schöne Sache. Wir müssen uns nicht abmühen, denn wir bewegen uns frei. Mit fortschreitendem Alter führen wir Dinge durch, die andere nicht mehr machen können. Vieles fällt uns einfach leicht, und wir sind fröhlicher im Umgang mit uns selbst, weil wir uns nicht ständig über die eigene Unfähigkeit aufregen müssen.

Wir haben eine gute Verbindung zu den Geschehnissen in unserer Umwelt – im Beruf, Freizeit und Gesellschaft. Wir beginnen, die Distanz im Alltäglichen zu fördern. Selbst wenn Dinge anders sind, als wir sie gerne hätten, reagieren wir nicht mit Ärger oder Aufregung, sondern bleiben gelassen und beobachten.

78 Flexibilität im Körper

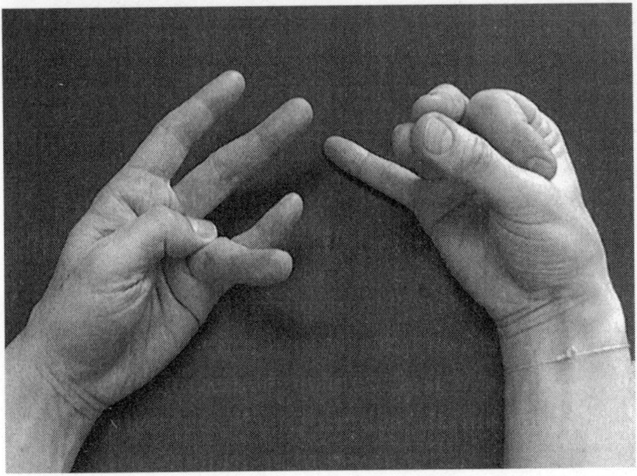

Hände:	links und rechts
Beschreibung:	*linke Hand:* Daumenkuppe auf drittes Ringfingerglied mittelfingerseitig; *rechte Hand:* Zeigefinger in die Daumengrube, Daumen, Mittel- und Ringfinger zusammen
Haltezeit:	3 Minuten, mindestens 5mal täglich, Mindestabstand 1 Minute
Im akuten Fall:	9 Minuten, mindestens 10mal täglich, Mindestabstand 1 Minute
Nutzen:	unterstützt die Atmung und die Rückenmarksflüssigkeit, fördert das Gedächtnis und ist die Basis für die Balance von Allergien, zentriert den kraniosakralen Reflex

Flexibilität im Umgang mit Emotionen

Flexibilität im Umgang mit Emotionen setzt voraus, daß wir Distanz haben. Sie ermöglicht uns, das außen Wahrgenommene zuerst einmal zu betrachten, ohne darauf sofort zu reagieren. So schaffen wir uns eine weitere Distanz, die uns eine Wahlmöglichkeit gibt. Wir überlegen,

- ob wir überhaupt handeln oder
- wie wir handeln oder
- ob wir nur eine Erkenntnis daraus ziehen.

Wenn wir sofort reagieren, nehmen wir uns die Möglichkeit, einen Nutzen aus dem Erlebten zu ziehen. Außerdem werden wir in ähnlichen Situationen immer gleich reagieren. Somit zwingen uns die eigenen Emotionen und die der anderen immer wieder in die gleiche Lage. Das Gefühl der Stagnation breitet sich aus. Wir leben nicht mehr, sondern werden gelebt und sind von Emotionen hin- und hergerissen. Das kreative Leben ist nur noch ein kleiner Punkt am fernen Horizont. *Was heißt kreatives Leben?*

Kreatives Leben bedeutet, daß wir immer in der Lage sind, mit einer Situation gut umzugehen. Wir sind nicht verhaftet, sondern haben Distanz und handeln aufgrund unserer gelassenen Betrachtung.

Ob unsere Entscheidung falsch oder richtig war – das ist nicht die Frage. Denn diese Entscheidung bringt uns auf jeden Fall eine neue Erfahrung und nicht die gleiche, die wir vielleicht schon zwanzig Jahre lang kennen.

Die immerwährende Erneuerung einer Erfahrung ermöglicht uns, immer weniger korrigieren zu müssen. Wir lösen damit gleichzeitig das Verhaftetsein mit Situationen, mit anderen Menschen und sogar mit uns selbst.

79 Flexibilität im Umgang mit Emotionen

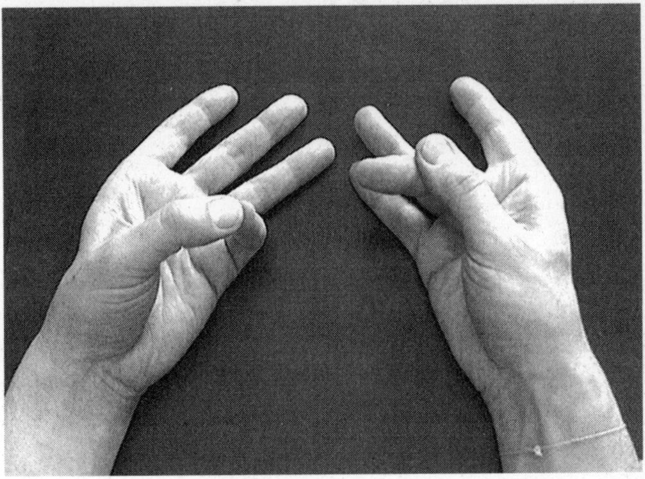

Hände:	links und rechts
Beschreibung:	*linke Hand:* Daumen und Kleinfinger zusammen; *rechte Hand:* Daumenkuppe auf zweites Mittelfingerglied zeigefingerseitig
Haltezeit:	4 Minuten, mindestens 5mal täglich, Mindestabstand 2 Minuten
Nutzen:	fördert die Herzintegration und den Atemreflex, unterstützt die Atmung und den Gleichgewichtssinn, balanciert das Wasser-Element

Erkennen heißt, Distanz zu Neigungen zu haben

Distanz ist eine wichtige Qualität, denn nur aus der Distanz können wir klar beobachten und in Beziehung treten. Fehlt die Distanz, sind wir mit Menschen, Dingen und Umständen verhaftet.

Nur der klare Abstand ermöglicht uns, in eine Beziehung zu treten, Dinge zu erkennen und den Überblick zu behalten. Oft ist es so, daß wir gewisse Imbalancen und Emotionen so lieben, daß wir zu ihnen eine Neigung entwickeln. Neigungen beherrschen oft unser ganzes Leben. Sie treten in allen Bereichen auf – Emotionen, Ernährung, Menschen, Sprache, Kleidung, Hobbys und dergleichen.

Wenn wir unsere Neigungen leben, fehlt die Distanz, und ein Ausdruck klarer Emotionen ist nicht möglich. Wir sind nicht mehr Herr der Lage, sondern die Lage hat uns gefangengenommen. Wenn wir Neigungen frönen, wird es oft sehr gemütlich. Im Gemüt verhaftet zu sein heißt, nur noch emotional zu leben.

Am schnellsten erkennen wir Neigungen, wenn wir die Masse mit Distanz beobachten. Was die Masse macht, ist zur Förderung von Gesundheit und Leben noch nie sehr nützlich gewesen. Es ist so leicht, das Richtigere zu tun: Wenn wir sichergehen wollen, möglichst neigungsfrei zu leben, müssen wir oft nur die Masse beobachten und selbst einfach das Gegenteil davon leben.

Bei Seneca, einem Philosophen aus der Zeit um Christi Geburt, finden wir folgenden Ausspruch: »Daß die Gesellschaft aus ihren Neigungen und Krankheiten eine Lebensphilosophie macht, ist uns bewußt. Also laßt uns fragen, was das Beste ist, und nicht, was das Übliche ist.«

Wenn es um Neigungen geht, sind wir an einem Punkt angekommen, der sehr ernst genommen werden muß: Pro Tag stehen uns 24 Stunden zur Verfügung. Uns ist bewußt, daß Arbeit, Familie und gesellschaftliche Verpflichtungen, mit Freunden zusammensein und Schlaf viele Stunden in Anspruch nehmen. Wo bleibt aber jene Zeit, die wir mit der *Förderung der eigenen Erkenntnisfähigkeit* verbringen?!

Für den Normalbürger ist der Tag nur mit der Erfüllung von Funktionen (Notwendigkeiten) ausgefüllt. Er weiß nicht, daß es da noch etwas anderes gibt, nämlich die *Förderung des eigenen Lebens*.

Wären Menschen nicht in ihren Neigungen gefangen, gäbe es das breite Spektrum der Unterhaltungsindustrie nicht. Der innere Raum der Menschen wäre nicht leer, das Bedürfnis nach Ablenkung wäre nicht so groß. Das hätte einen Vorteil: Die Gesellschaft wäre generell gesünder.

Der Autor Emil Peters sagt es mit klaren Worten: »An dem Wahn, daß Zerstreuung *zufrieden* machen könnte, leidet die ganze Welt. Auf ihm baut sich alle Öffentlichkeitsstruktur auf. Eine Kultur voller schwatzender, lärmender, unruhevoller und seelenloser Freunde. Aber es ist ein Abirren von der eigentlichen Menschennatur, die sich nach Verinnerlichung, nach Ausreifen und nach wahrhafter Entwicklung sehnt.«

Das Gegenteil von Neigung wäre Disziplin. Dieses Wort hat in unserer Gesellschaft einen sehr negativen Beigeschmack. Weil wir Disziplin nicht leben, werden wir diszipliniert. Würden wir uns selbst eine Disziplin auferlegen, müßten wir nicht von außen diszipliniert werden. Somit verliefe unser Leben in klaren und gesunden Bahnen.

Disziplin ist eine Struktur des Herzens.
Ein Leben ohne Disziplin ist wie ein Leben ohne Freude.

In Neigungen leben heißt, jenseits einer klaren Struktur zu sein. Neigungen manipulieren unser Denken, Handeln und Fühlen. Menschen werden depressiv, weil sie sich immer mehr von sich selbst entfernen. Es geht ihnen nicht gut, und sie machen alle anderen für ihr Los verantwortlich.

Neigungen haben leider die Angewohnheit, sich in nette Mäntelchen zu kleiden. Sie nähern sich uns sehr freundlich in Form von kleinen Verführungen. Wir heißen sie deswegen herzlich willkommen. So werden aus den kleinen Verführungen im Lauf der Zeit große Neigungen. Wenn wir sie als Dämonen erkennen, ist es oft schon zu spät, sie wieder loszuwerden. Sie sind nämlich schon ein Teil von uns selbst geworden.

Deshalb ist immer zuerst zu prüfen, ob das, was sich gerade so schön anfühlt, eine Neigung ist oder eine Struktur, in der wir etwas lernen und dabei gleichzeitig unser Leben fördern. Ist es nützlich auf dem Weg zur Gesundheit?

80 Erkennen heißt, Distanz zu Neigungen haben

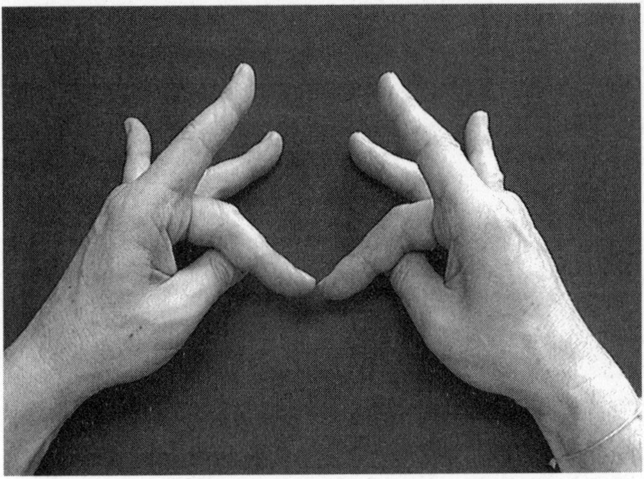

Hände:	links oder rechts, beide
Beschreibung:	Daumennagel an zweites Mittelfingerglied ringfingerseitig
Haltezeit:	4 Minuten, mindestens 5mal täglich, Mindestabstand 9 Minuten
Im akuten Fall:	33 Minuten, mindestens 5mal täglich, Mindestabstand 12 Minuten
Nutzen:	fördert die Kreativität im Wasser-Element, die Atmung, das Immunsystem, beugt Allergien vor, nutzt der inneren Ruhe, stärkt die Intuition, balanciert heiße Füße

Ich fülle mich selbst aus

Wenn wir uns selbst ausfüllen wollen, müssen wir die Kommunikation zwischen innen und außen herstellen. Erst indem wir unseren inneren Raum kennenlernen und ihn auch ausfüllen, ist das Eindringen von Neigungen nicht möglich. Wir kennen uns selbst immer besser und haben zu allem klare Distanz – auch zu uns selbst.

Uns selbst kennen heißt, daß wir um unsere negativen und positiven Seiten wissen. Wir verfluchen die schlechten Seiten nicht und heben auch die positiven nicht in den Himmel. Bei unterlaufenen Fehlern versuchen wir nicht, diese zu kaschieren. Wir biegen das »Falsche« auch nicht gerade oder verteidigen es gar.

Das Erkennen der eigenen Persönlichkeit fördert das Erkennen und Kennen der anderen. Denn nur in dem Ausmaß, wie wir uns selbst kennenlernen, bringen wir ein klares Verstehen für andere auf.

81 Ich fülle mich selbst aus

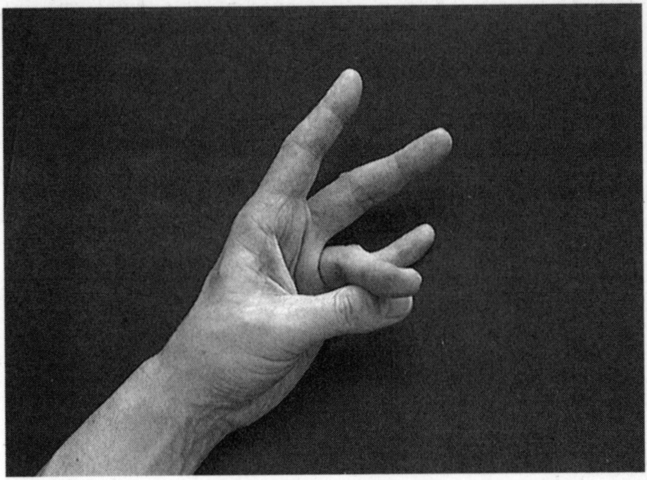

Hände:	links oder rechts
Beschreibung:	erstes Daumenglied zeigefingerseitig an erstes Ringfingergelenk kleinfingerseitig
Haltezeit:	8 Minuten, mindestens 5mal täglich, Mindestabstand 2 Minuten
Im akuten Fall:	22 Minuten, mindestens 9mal täglich, Mindestabstand 1 Minute
Nutzen:	unterstützt den Kreislauf und die Atmung, die Gehirn- und Herzintegration und das Immunsystem besonders bei Allergien, Süchten und Phobien

Atmung ist Leben

Bewegung im Körper kann überhaupt erst durch die Atmung stattfinden. Es heißt ja auch: »Atmung ist Leben.« Wer nicht atmet, ist tot. Alles, was in unserem Leben passiert, hat eine Auswirkung auf die Atmung. Wir sehen etwas und rufen aus: »Oh, wie schön!« – und schon ändert sich die Atmung. Wir erschrecken, ärgern oder freuen uns – die Atmung ist daran beteiligt. Wir essen, schlafen, lachen oder laufen – immer ist die Atmung dabei.
Die ayurvedische Medizin setzt die Atmung mit dem Leben selbst gleich. Die Lebenskraft wird in Indien »Prana« genannt, die Atmung heißt »Pranayama« und steht für: »Es atmet uns.«
Die Atmung ist autonom. Sie unternimmt alles, um zu funktionieren – egal, was mit dem Körper passiert. Es geht sogar so weit, daß die Atmung gegen einen unwilligen Körper kämpft. Der erste Unterschied zwischen einem lebenden und einem toten Körper ist die Atmung. Sie steuert unsere autonomen Bewegungsreflexe, damit der Körper mit seinen Sehnen, Muskeln, Nerven, Organen und anderen Teilen funktionieren kann.
Die Atmung hat einen bestimmten Rhythmus. Der kraniosakrale Atemrhythmus ist die synchrone Bewegung der Schädel- und Beckenknochen. Er aktiviert unter anderem den Fluß der Rückenmarksflüssigkeit, unterstützt die Denk- und Merkfähigkeit und stärkt das Immunsystem.
Wir müssen in unserer Atmung so konfrontationsfähig, so stabil sein und eine so große Selbstverantwortung haben, daß nicht immer alles und jedes einen Effekt auf die Atmung ausübt.

82 Atmung ist Leben

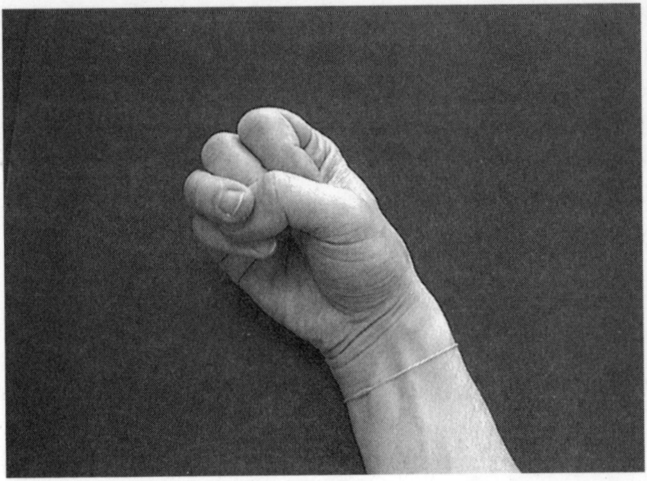

Hände:	rechts
Beschreibung:	Zeige- und Mittelfinger einrollen, Daumenspitze auf erstes Kleinfingergelenk außen, Ringfingerbeere auf Daumennagel
Haltezeit:	4 Minuten, mindestens 4mal täglich, Mindestabstand 4 Minuten
Im akuten Fall:	10 Minuten, mindestens 9mal täglich, Mindestabstand 12 Minuten
Nutzen:	balanciert die Organuhr, unterstützt bei Migräne und Allergien, stärkt die Gehirnintegration, fördert die Atmung und die Ionisation

Ich bin in meinem Körper strukturiert

Wir brauchen im Körper eine Struktur, die uns so stabil macht, daß nicht alles, was passiert, unser Gesundheits- und Lebensgefüge jedesmal in Frage stellt.
Wir müssen dazu nicht ein asketisches Leben führen, sondern wir gehen von der Gesundheit aus, die wir gerade haben. Wir arbeiten jedoch ab jetzt kontinuierlich an der Stabilisierung der Atmung und an der Eigenverantwortung für die Selbstheilung.
Beides ermöglicht uns, jene Struktur im Körper zu haben, die uns das Leben erleben läßt. Selbst an Tagen, wo die Energie ein bißchen dünner ist, können wir unsere Struktur erhalten.
Die Struktur fördert uns täglich in der Gesundheit und im Verstehen von uns selbst und anderen Menschen.

83 Ich bin in meinem Körper strukturiert

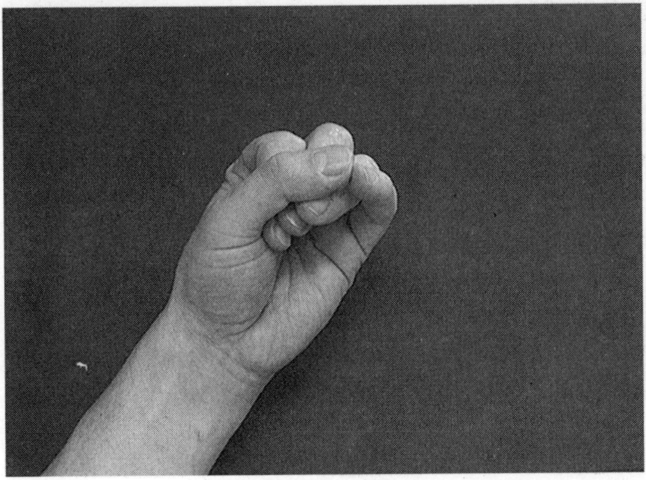

Hände:	links oder rechts
Beschreibung:	Zeigefinger an Daumenballen, Mittelfinger auf Zeigefingernagel, Ringfinger auf Mittelfingernagel, Daumen- und Kleinfingerspitze zusammen
Haltezeit:	6 Minuten, mindestens 4mal täglich, Mindestabstand 7 Minuten
Im akuten Fall:	13 Minuten, mindestens 6mal täglich Mindestabstand 4 Minuten
Nutzen:	balanciert Herz- und Gehirnintegration, beugt Allergien vor, stabilisiert die Atmung und unterstützt das Kiefergelenk in seiner Balance

Klarheit in den Emotionen

Sind wir in der Lage, unsere Emotionen zu kontrollieren, fördern sie unsere Gefühlswelt und das Leben. Wenn wir Emotionen wirklich kontrollieren können, verhindern wir Neigungen, und wir verwickeln uns auch nicht mit den Emotionen der anderen. Somit nutzen Emotionen dem Verstehen einer bestimmten Lebenssituation, dem Selbstverständnis und der Balance.

Die Aufgabe besteht darin,
in der eigenen Existenz gegenwärtig zu sein,
sich also nicht nur um die
Angelegenheiten anderer zu kümmern.
Dann erst entdecken wir die großartige Bedeutung
und die Dynamik dieser Wirklichkeit,
die die unsere ist.

84 Klarheit in den Emotionen

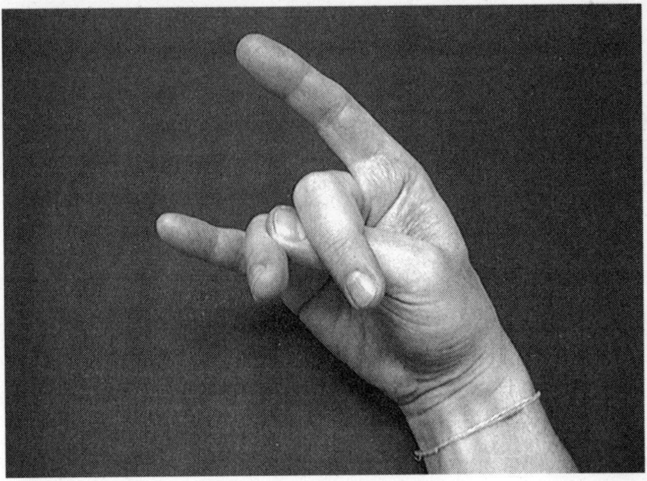

Hände:	links oder rechts, beide
Beschreibung:	Daumenspitze an zweites Ringfingerglied mittelfingerseitig, zweites Mittelfingerglied über erstes Daumenglied außen
Haltezeit:	10 Minuten, mindestens 4mal täglich, Mindestabstand 1 Minute
Nutzen:	stärkt die Organe, die Augenenergie und die Herzintegration, stabilisiert uns bei Phobien, fördert unsere Beziehungsfähigkeit

Sich immer über das gleiche zu ärgern hält das Leben auf

Wenn wir uns immer wieder über die Kleinigkeiten, die uns täglich passieren, aufregen, werden wir selbst auf einer niederen Ebene des Lernens festgehalten. Wir können nicht einen höheren Blickpunkt einnehmen. Wir halten die Natürlichkeit des Lebens auf und versuchen erst gar nicht, mit Kreativität dem Problem auf den Grund zu gehen, um eine Lösung zu finden.

Es gibt immer Situationen und Mitmenschen, die unsere nicht förderlichen Emotionen auslösen. Beispiel: »Wenn ich sehe, wie mein Tischgenosse die Gabel hält und noch dazu im Essen herumstochert, steigt mir jedes Mal der Zorn hoch.«

Wir werden Menschen und Situationen nur schwer ändern, wenn wir uns darüber ärgern und in diesem Zustand des Ärgers den anderen auch noch belehren wollen. Schlimmer kann es dann nicht mehr kommen.

Menschen sind von Natur aus gut. Lebensumstände lassen sie mitunter verbittern. Wenn Menschen nicht daran gearbeitet haben, tragen sie diese Situationen mit sich herum, machen daraus eine Lebensphilosophie und werden starrsinnig.

Von nun an wissen wir, daß es immer einen Grund gibt, wenn Leute grantig sind. In diesen Menschen schlummert etwas, das sie so sein läßt, wie sie sich uns darstellen.

Es ist wichtig, daß wir dem anderen die Gelegenheit geben, seine Emotionen *selbst* zu leben. Wenn wir mit ihm diskutieren, nehmen wir ihm seine Emotionen ab; er muß sie sich dann nicht anschauen und lernt auch nichts daraus.

Sie, liebe Leser, kennen das sicher selbst: Man redet stundenlang mit einem Menschen und ist hinterher völlig erschöpft. Dem anderen scheint es zwar ein kleines bißchen besserzugehen, aber am nächsten Tag ist er genauso mies drauf wie vorher.

Wenn wir die Emotionen des anderen nicht abnehmen und wir uns nicht ärgern, halten wir die natürliche Entwicklung des anderen nicht auf. Wir vergeuden keine Lebenskraft für Unnötiges, das wir sowieso nicht ändern werden. Auf diese Weise bewahren wir unsere eigene Lebensenergie für Nützlicheres.

85 Sich immer über das gleiche zu ärgern hält das Leben auf

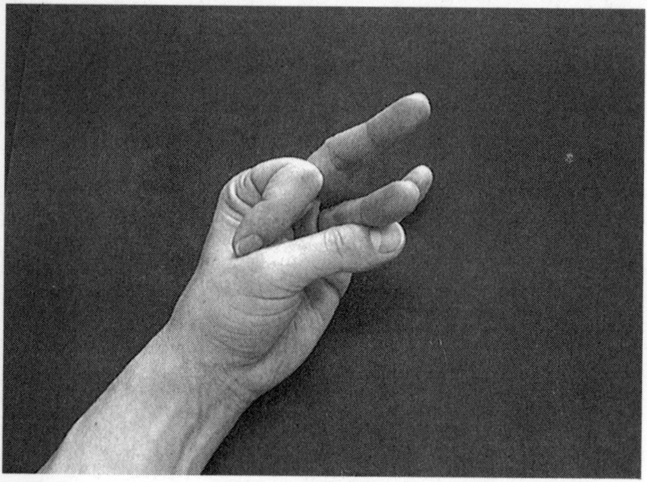

Hände:	links
Beschreibung:	Zeigefinger in die Daumengrube, erstes Daumenglied zeigefingerseitig an erstes Ringfingergelenk kleinfingerseitig
Haltezeit:	3 Minuten, mindestens 5mal täglich, Mindestabstand 2 Minuten
Im akuten Fall:	10 Minuten, mindestens 12mal täglich, Mindestabstand 3 Minuten
Nutzen:	balanciert das Feuer-Element und die Yin-Seite des Wasser-Elements, fördert die Beziehungsfähigkeit und die Klarheit im Denken, unterstützt die Wirbelsäule

2. Die fünf Elemente

Die fünf Elemente werden auch Wandlungsphasen genannt. In der chinesischen Medizin gibt es das Holz-, Feuer-, Erde-, Metall- und Wasser-Element. Ihre Anordnung folgt dem Regelkreis, in welchem sie sich gegenseitig unterstützen.

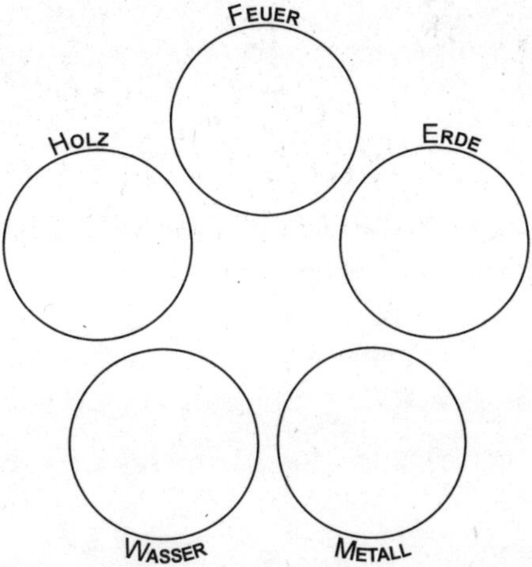

Ein Element versorgt das nachfolgende Element mit Energie. In der chinesischen Medizin nennen wir das den *Versorgungszyklus.*

Der Versorgungszyklus

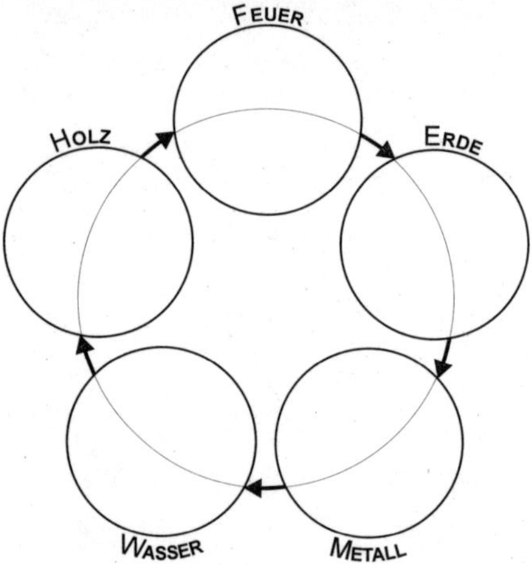

Das Holz liefert dem Feuer Energie, damit es brennen kann.
Das Feuer hinterläßt Asche, daraus entsteht Erde.
Die Erde versorgt das Metall mit Energie, es ist im Boden gespeichert.
Das Metall liefert die Energie dem Wasser.
Das Wasser versorgt das Holz, damit die Pflanzen wachsen können.
Der Kreis schließt sich, indem das Holz das Feuer versorgt.

Der Versorgungszyklus fördert die Harmonie im Körper. Doch sie kann nur stabil sein, wenn jedes Element auch kontrolliert wird. Deshalb ist der zweite Zyklus der fünf Elemente von genauso großer Wichtigkeit.
Er wird *Kontrollzyklus* genannt.

Der Kontrollzyklus

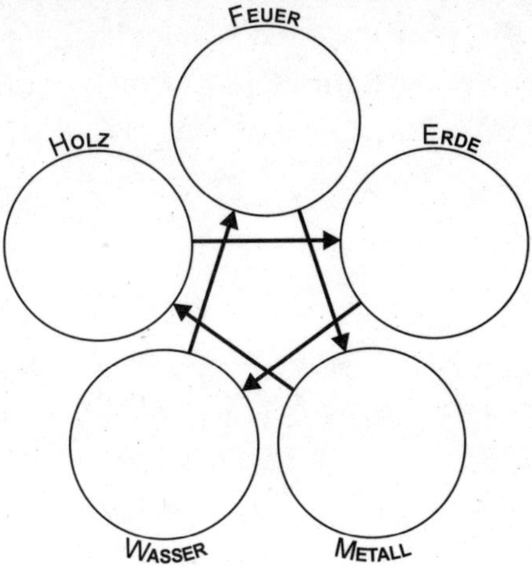

Das Feuer kontrolliert das Metall, weil es das Metall schmelzen kann.
Das Metall kontrolliert das Holz, weil es das Holz spalten kann.
Das Holz kontrolliert die Erde, weil es die Erde mit Wurzeln durchdringt.
Die Erde kontrolliert das Wasser, weil es dem Wasser seinen Lauf vorgibt.
Das Wasser kontrolliert das Feuer, weil es das Feuer löschen kann.
Der Kreis schließt sich, indem Feuer das Metall kontrolliert.

Wenn wir in Gesundheit und Harmonie leben wollen, müssen der Versorgungs- und Kontrollzyklus gleichzeitig funktionieren. Wird die Energie eines Elementes zu groß, weil ein anderes die Kontrolle nicht mehr ausüben kann, entsteht Krankheit.

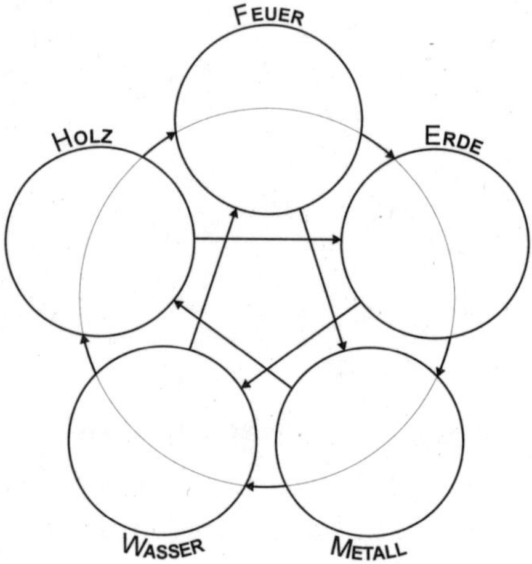

Wenn die Versorgung nicht mehr funktioniert, kann das betroffene Element nicht mehr genügend Energie an das nächste weitergeben. Auch daraus entsteht Krankheit. Das Bestreben der chinesischen Medizin ist es, die Balance in den fünf Elementen zu erhalten beziehungsweise wiederherzustellen.

Die chinesische Medizin entstand vor vielen tausend Jahren. Da es zu dieser Zeit noch keine Bücher gab, wurden diese Lehren in Bildern weitergegeben. Das Bild der Gesundheit in unserem Körper ist das Bild einer gesamten Familie. Nachfolgend sehen wir es uns genauer an.

Die Familie in den fünf Elementen

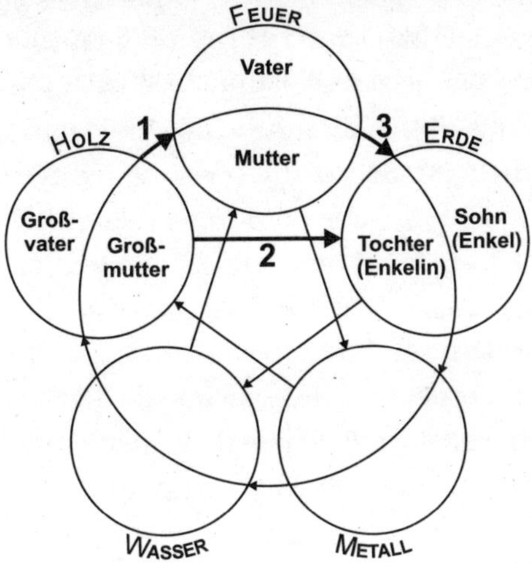

Der Versorgungszyklus, auch Cheng-Zyklus genannt, entspricht einer Eltern-Kind-Beziehung. Die Aufgabe der Eltern ist hierbei, das Kind zu versorgen (im Diagramm: 1 + 3).
Der Kontrollzyklus, auch Ko-Zyklus genannt, entspricht einer Großeltern-Enkel-Beziehung (2). Großeltern haben meist ein besseres Verhältnis zu ihren Enkeln als die Eltern zu ihren Kindern. Daher können sie die Vorgaben der Eltern vertiefen.
Wenn sich jedes Familienmitglied seiner besonderen Stellung innerhalb des Familienkreises bewußt ist und seinen Platz auch akzeptiert, dann sprechen wir von einer gesunden, harmonischen Familie. In dem Moment, wo jemand ausbricht, kommt Unruhe in die Familie. Oftmals enden solche Aktionen mit Streit und Zerfall der Gemeinschaft.

Früher hatte die Familie einen besonderen Stellenwert. Mindestens drei Generationen wohnten unter einem Dach. Die Großeltern unterstützten die Eltern (1), indem sie auf deren Kinder achteten und sie lehrten (2). Die Eltern konnten sich dadurch ihrer Arbeit widmen und sorgten für den Unterhalt (3). So war die Versorgung der Familie sichergestellt. Die Aufgabe der Kinder war es, sich den Anordnungen zu fügen. Eltern und Großeltern zu respektieren ist die familiäre Basis für das spätere Leben mit den eigenen Kindern.

Die Anordnung der Familie kann im Rad der fünf Elemente beliebig eingesetzt werden. Jedem Element kommt also die Funktion von Großeltern, Eltern und Kindern gleichzeitig zu.

Im alten China galt die Familie als Symbol für das gute Funktionieren des ganzen Staates. Voraussetzung für die politische Befähigung der Minister war beispielsweise, daß sie es verstanden, bei sich selbst und der eigenen Familie Ordnung zu halten.

Warum heute immer mehr Krankheiten auftauchen, können wir unter anderem leicht am Familienbild der fünf Elemente erkennen (siehe auch nächste Abbildung). Häufig lehnen Kinder sich gegen die Eltern auf. Von den Familienältesten, den Großeltern, lassen sie sich nichts mehr sagen, denn sie erleben bereits den Respektmangel der eigenen Eltern gegenüber deren Müttern und Vätern. Durch die Schwäche vieler Eltern und die fehlende Unterstützung durch die Großeltern wachsen die Kinder heute oftmals nicht in so gesunden Strukturen auf, wie es für junge Menschen gut wäre.

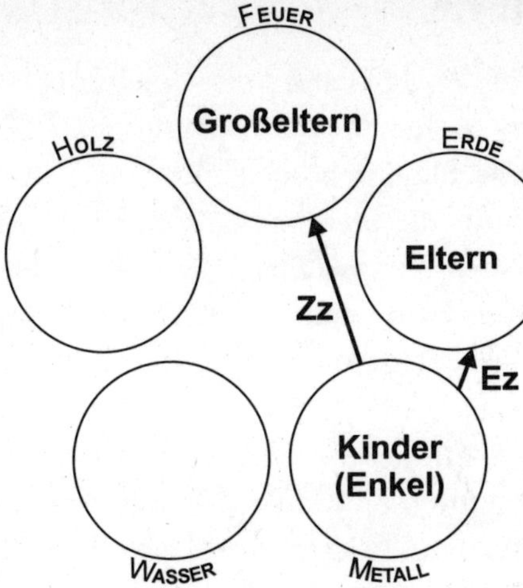

Die Auflehnung der Kinder gegen Eltern und Großeltern ist in der chinesischen Medizin beschrieben. Lehnen die Kinder sich gegen die Eltern auf, nennt man das den Entziehungszyklus (Ez). Lehnen sich die Enkel gegen die Großeltern auf, wird das als Zerstörungszyklus (Zz) bezeichnet. Beide Zyklen führen zu Imbalance und Krankheit.
Wie kann die Welt in Frieden leben, wenn es bereits in der Familie keine Harmonie mehr gibt? Wir leisten einen ganz entscheidenden Beitrag für den Weltfrieden, wenn wir bei uns beginnen und die fünf Elemente im eigenen Körper in die Balance bringen! Die eigene Harmonie und Gesundheit überträgt sich auf die Familie. Jeder bekommt die Chance, sich seiner Stellung innerhalb des Kreises bewußt zu werden und sie auszufüllen.

Die Meridiane

Der Verlauf der Energiebahnen des menschlichen Körpers ist in der chinesischen Medizin seit Jahrtausenden bekannt und wird heute genauso berücksichtigt wie damals.
Wir können uns die Meridiane als elektrische Leitungen oder Energiebahnen vorstellen, die durch den gesamten Körper verlaufen: Insgesamt sind es zwölf Hauptenergieströme und zwei Steuermeridiane. Gemeinsam stellen sie einen in sich geschlossenen Energiekreislauf dar.
Die Meridiane befinden sich unterhalb der Haut und treten an den sogenannten Akupunktur-Punkten an die Oberfläche. Über diese Punkte können wir die äußere Bahn eines Meridians stimulieren (z. B. durch Akupunktur oder Akupressur). Gleichzeitig hat dies einen Effekt auf die inneren Meridiane. Der äußere und innere Verlauf gewährleisten zusammen die energetische Versorgung des gesamten Körpersystems.
Ist der Energiestrom an einer Stelle im Körper, etwa durch zuwenig Bewegung, verlangsamt, blockiert oder gar zum Stillstand gekommen, werden bestimmte Körperstellen nicht mehr ausreichend mit Energie versorgt. So kann es zu einer erhöhten Verletzungsgefahr kommen. Knochen brechen und Bänder reißen in den meisten Fällen immer an Akupunktur-Punkten. Das zugeordnete Organ ist durch die mangelnde Energie in seiner Funktion verlangsamt. Irgendwann wird es mit Schmerzen oder einer Krankheit auf sich aufmerksam machen.
In der Kinesiologie kann man durch Muskeltests diese Energieblockaden sehr schnell ausfindig machen. Entspre-

chende Übungen schaffen einen Ausgleich, der wiederum durch einen Muskeltest überprüft werden kann. Solche Übungen finden Sie beispielsweise in unserem Buch »Energie durch Bewegung«.

Die Meridiane in den fünf Elementen

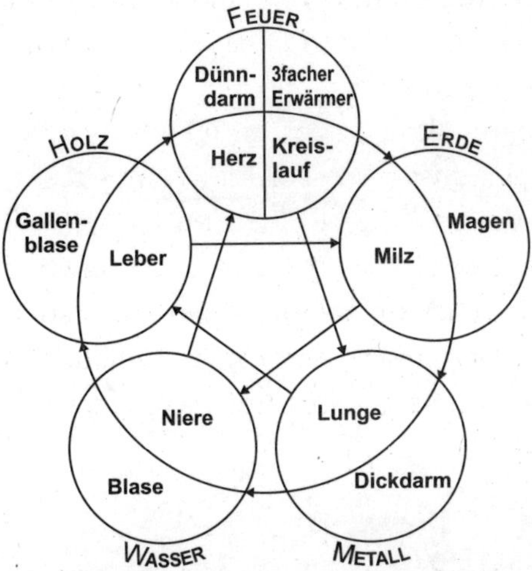

Wenn Sie, liebe Leser, dieses Diagramm mit den Farben, die den einzelnen Elementen zugeordnet sind, ausmalen, ist die Übersicht perfekt:

Feuer	rot
Erde	gelb
Metall	weiß
Wasser	blau
Holz	grün

Die Psychologie der fünf Elemente

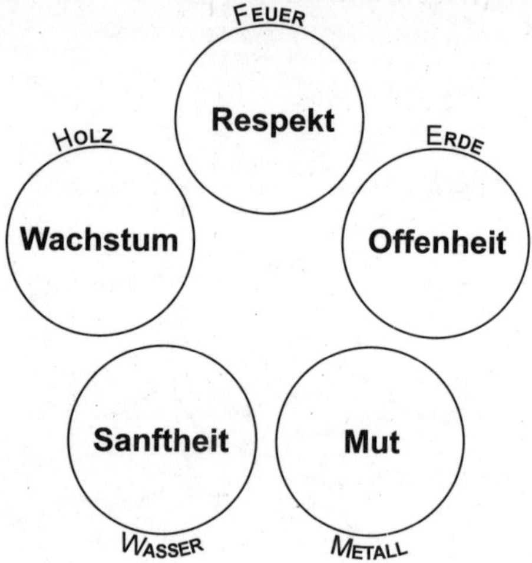

Jedes Element hat eine besondere Qualität, die auch bei uns Menschen angelegt ist. Am einfachsten sind die verschiedenen Aspekte zu verstehen, wenn wir uns die fünf Elemente so vorstellen, wie sie uns in der Natur begegnen. Entsprechend stellt sich die Energie der Elemente in unserem Körper dar.

Die Psychologie der fünf Elemente im Versorgungszyklus

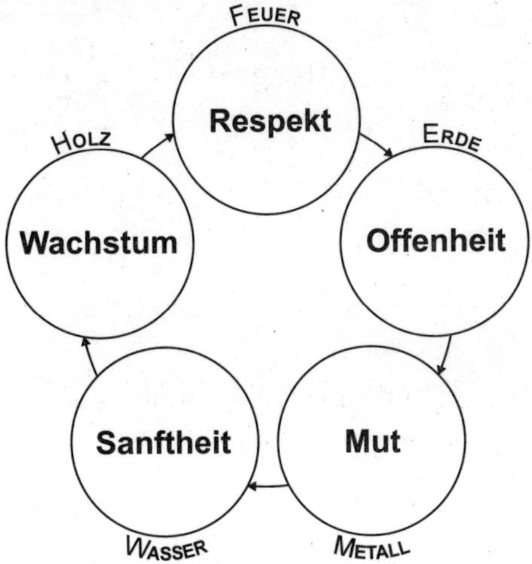

Der Mut im Metall unterstützt die Sanftheit im Wasser.
Die Sanftheit im Wasser unterstützt das Wachstum im Holz.
Das Wachstum im Holz unterstützt den Respekt im Feuer.
Der Respekt im Feuer unterstützt die Struktur der Offenheit im Erd-Element.
Die Struktur der Offenheit im Erd-Element unterstützt den Mut im Metall.

Die Psychologie der fünf Elemente im Kontrollzyklus

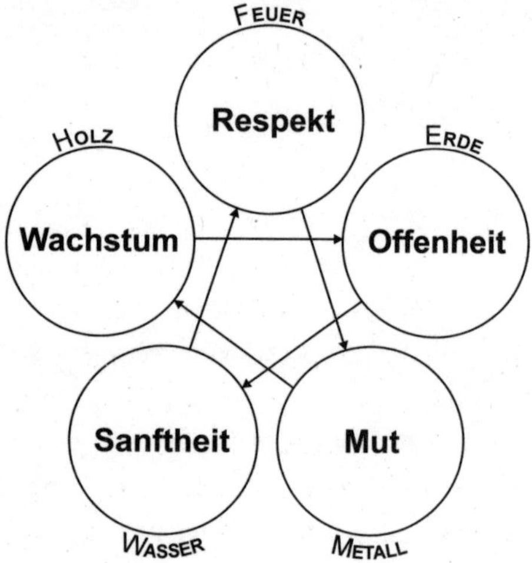

Der Mut im Metall kontrolliert das Wachstum im Holz. So wie unser Mut wächst, kann sich unsere Persönlichkeit entwickeln.

Das Wachstum im Holz kontrolliert die Struktur der Offenheit im Erd-Element. Je besser wir wachsen, desto strukturierter wird unsere Offenheit.

Offenheit kontrolliert die Sanftheit im Wasser. Je mehr die Struktur der Offenheit gelebt wird, desto sanfter werden wir.

Die Sanftheit im Wasser kontrolliert den Respekt im Feuer. Je sanfter wir werden, desto leichter respektieren wir auch Dinge und Menschen, die uns nicht passen.

Der Respekt im Feuer kontrolliert den Mut im Metall. Der Respekt verhindert, daß das Metall zu übermütig wird.

Hier schließt sich der Kreis.

Das Metall-Element

Farbe: weiß
Jahreszeit: Herbst
Meridiane: Lunge und Dickdarm
Klima: trocken
Qualität: Mut

Das Metall-Element ist verantwortlich für ein gutes Immunsystem, das sich zu sechzig Prozent im Dickdarm befindet. Daraus folgt, daß eine stabile Atmung und eine gut verbrennende Verdauung eine positive Auswirkung auf das Immunsystem haben.

Die Natur des Metalls ist schwer. Wird es erhitzt, dauert es ziemlich lange, bis es heiß ist oder gar glüht. Es vergeht auch viel Zeit, bis das Metall wieder kalt ist.

Daher sind Krankheiten, die mit dem Metall-Element verbunden sind, sehr langwierig. Denken wir zum Beispiel an Lungenkrankheiten wie Tuberkulose. Patienten befinden sich 6–8 Monate in der Lungenheilanstalt, und zu Hause müssen sie ihre Medikamente noch lange einnehmen.

Ebenso ist es mit dem Immunsystem. Wir können unseren Körper sehr lange strapazieren. Kommt es jedoch zu einem grippalen Infekt, dauert es im Normalfall mindestens eine Woche, bis wir wieder arbeitsfähig sind. Trotzdem müssen wir danach noch lange sehr aufpassen, um nicht gleich wieder einem Virus zu erliegen.

Mut im Metall-Element ist nicht der Mut, wie wir ihn uns normalerweise vorstellen. Es geht nicht um den heißen Mut, sich etwas Besonderes zu trauen (wie von einem Kran in die Tiefe zu springen, nur mit den Beinen an einem

Gummiseil befestigt) oder jemandem gründlich seine Meinung zu sagen.
Mut im Metall-Element meint den *natürlichen Lebensmut.* Wir erkennen etwas und handeln entsprechend, weil wir es aus unserer Erkenntnis heraus gut finden. Wir tun es für uns und nicht für die anderen.
Mut heißt aber auch, daß wir auch dann nicht eingreifen oder sprechen, wenn unsere Emotionen in einer bestimmten Situation steigen. Der Mut ist hier verbunden mit einer Art Selbstkontrolle. Wir haben uns selbst in der Hand und brauchen daher keine Macht über andere auszuüben.
Wir haben auch den Mut, uns zurückzuhalten und nicht nur vorwärts zu stürmen.
Wir haben den Mut, nicht an dem, was alle machen, teilzunehmen.
Wir haben den Mut, den Mund zu halten. Selbst wenn uns der Mund und das Herz übergehen, müssen wir nicht sprechen. Damit machen wir die Dinge nicht noch schlimmer, als sie vielleicht sowieso schon sind.
Wir haben den Mut, nur zu beobachten, ohne uns einzumischen.
Wir haben den Mut, abzuwarten, bis unsere Emotionen wieder so ruhig sind, daß ein klares Gespräch möglich wird.
Dieser Mut ist eine Form des Harmlosseins.
Es geht nicht darum, den Kopf in den Sand zu stecken oder die Dinge zu lassen, wie sie sind! Wir sind wache Beobachter, ziehen daraus unseren Nutzen für unser eigenes Lernen und greifen nur dann ein, wenn es notwendig ist. Ansonsten lassen wir den Dingen ihren eigenen, natürlichen Lauf.

Oft ist es in unserem Leben so, daß wir nur Teile von etwas erkennen – und glauben, das sei das gesamte Bild. Aufgrund einer kurzen Momentaufnahme be- oder verurteilen wir gar eine Situation und haben sogleich ein fertiges Konzept im Kopf. Diese Raster sind viel schädlicher als all die Auslöser um uns herum!

Betrachtungen zum Mudra Metall-Element

Der ganz natürliche Mut macht es uns möglich, das Leben zu gestalten. Wir fallen nicht von einem Extrem ins andere, sondern leben maßvoll. Wir sind nicht heute übermütig und morgen völlig zurückgezogen, wobei wir irgendwelche Imbalancen vorschieben.
Typische Beispiele für Vorwände im Metall-Element:

- Ich habe heute meine Migräne.
- Kürzlich wolltet ihr nicht, und heute will ich nicht.
- Ich bin depressiv veranlagt.

Merkmal für Menschen, deren Metall-Element schwach ist: Sie jammern herum und lehnen gleichzeitig jede Hilfe ab.

Wer gar zuviel bedenkt, wird wenig leisten.

Friedrich Schiller

86 Metall-Element

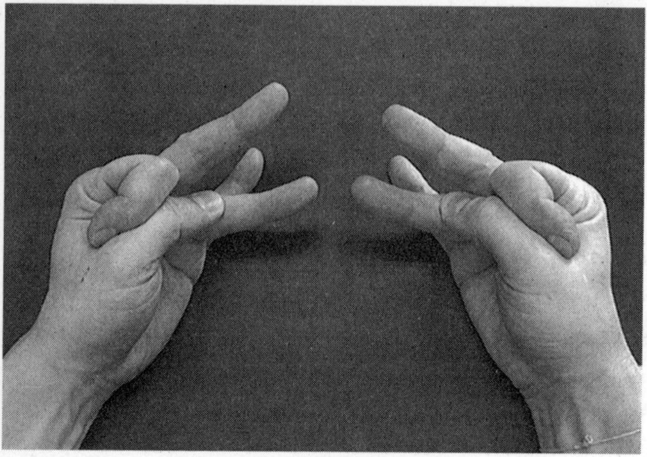

Hände:	links oder rechts, beide
Beschreibung:	Zeigefinger in die Daumengrube, Daumen an zweites Ringfingergelenk mittelfingerseitig
Haltezeit:	5 Minuten, mindestens 5mal täglich, Mindestabstand 1 Minute
Im akuten Fall:	10 Minuten, mindestens 10mal täglich, Mindestabstand 1 Minute
Nutzen:	unterstützt den natürlichen Mut zum Leben, fördert den Mut für Erfahrungen, stärkt die Chakras und die Kreativität im Wasser-Element, hilft bei Migräne und bringt uns aus unserer Schmollecke heraus; wir werden selbstverantwortlich
Geistiger Aspekt:	Mut zum Leben

Das Wasser-Element

Farbe:	blau
Jahreszeit:	Winter
Meridiane:	Niere und Blase
Klima:	kühl
Qualität:	Sanftheit

Das Wasser-Element gilt als das stärkste Element, weil seine Eigenschaft die Sanftheit ist. Im Tao-Te-King heißt es: Sanftheit ist die größte Stärke, Gewalt ist die größte Schwäche. Das Wasser kann trotz seiner weichen Beschaffenheit Berge zum Einstürzen bringen. Unermüdlich schäumt es gegen den Stein, und im Lauf vieler Jahrtausende wird der Fels durch die dauernde Begegnung mit dem Wasser völlig ausgehöhlt.

Die Tugend der Sanftheit wird bei uns in der westlichen Welt leider nicht gepflegt, denn sie hat den Beigeschmack von Schwäche. Die Sanftheit ist jedoch nicht gutmütige »Trottelhaftigkeit«, sondern ein *Nachgeben in der Stärke.* Wir sind durch gelebte Sanftheit so ruhig, so freundlich, so klar, so natürlich, daß Menschen in unserer Gegenwart Harmonie spüren.

Fühlen sich Menschen durch unsere Sanftheit provoziert, dann ist sie von uns *gemacht.* Wir *sind* dann nicht wirklich sanft, sondern wir geben es nur vor.

Im Wasser-Element befindet sich unsere göttliche, sexuelle und kreative Schöpferkraft. Wir sind in der Lage, Menschen zu zeugen und zu gebären. Diese Fähigkeit ist göttlicher Natur, eine göttliche Schöpferkraft. Hier finden wir auch jene Kreativität, die unsere Gesundheit fördert.

Die sexuelle Kraft im Wasser-Element ist zu 95 Prozent heilende Organenergie und nur zu fünf Prozent Sexualität im engeren Sinne.
In unserer Gesellschaft haben viele Menschen Probleme mit ihrer Sexualität. Gehören wir selbst auch dazu, wissen wir nun aber, daß das Problem nur fünf Prozent unserer gesamten sexuellen Energie betrifft. Die 95 Prozent, von denen wir meistens nichts ahnen, sind dennoch immer vorhanden und sind immer »gesund«.
Generell ist das Wasser-Element in unserer Gesellschaft ein bißchen schwach ausgeprägt. Man erkennt es an den funktionellen Störungen, die mit dem Feuer-Element zu tun haben: Kreislauf-, Blutdruck- und verschiedene Herzprobleme. Warum?
Das Wasser-Element kontrolliert das Feuer-Element. Ist nun das Wasser schwach, wird das Feuer zu groß.
Die vorhin erwähnten 95 Prozent unserer sexuellen Energie können wir verfeinern, wenn wir sie durch die verschiedenen Körperzentren nach oben bringen. Die kultivierte sexuelle Energie wird im Kopf zur spirituellen Kraft, mit der wir dann unserem Leben Spiritualität verleihen.

Merke: Durch die Balance des Wasser-Elements wird gleichzeitig die spirituelle Kraft gefördert.

Es liegt in der *Natur des Wassers,* daß es nicht kämpft, immer zusammenfließt und nichts ausspart. Es erreicht auch Orte, wo sonst nichts hinkommt.
Wenn Wasser den Berghang hinunterschießt, ist das immer ein dramatisches Bild. Das Wasser schäumt, gischt,

sprüht, tost. Es wird hin- und hergeworfen und schwer mißhandelt. Trotzdem fließt es – unten angekommen – wieder zusammen und setzt so seinen Weg ganz ruhig und unbeirrt fort.
Einem Metallstück oder einem Holzstamm würde man diese Art der Behandlung sofort ansehen. Beide wären auf jeden Fall in irgendeiner Form beschädigt, Wasser nicht.

Betrachtungen zum Mudra Wasser-Element

Wie bereits erwähnt, wird Sanftheit oft mit Schwäche verwechselt. Sanftheit ist nicht eine unstrukturierte Energie, sondern hat sehr viel mit Klarheit zu tun. Wenn wir Sanftheit entwickeln, heißt das, daß wir einen Streit verhindern können.
Wir haben immer so viel Kreativität, daß wir in der Lage sind, Lösungsmöglichkeiten zu finden. Wir können beispielsweise zurücktreten und auf eine Profilierung verzichten.
Sanftheit hat auf keinen Fall etwas mit einer depressiven Energie zu tun. Im Gegenteil – sie ist die größte Stärke, die wir zur Verfügung haben. Besiegt werden können wir nur durch jemanden, der noch sanfter ist als wir selbst.

Hinweis: Ein gutes Wasser-Element ist die Voraussetzung für eine gesunde Wirbelsäule! Warum?
Das Wasser-Element versorgt das Holz-Element. Ist das Holz gut bewässert, wirkt sich das auf alle Knochen im Körper günstig aus.

87 Wasser-Element

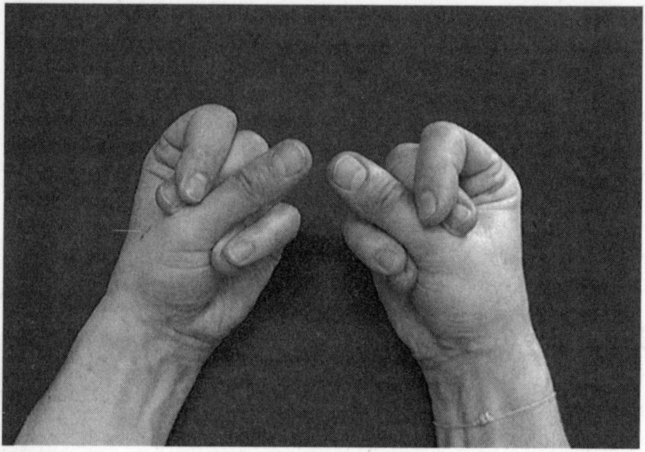

Hände:	links oder rechts, beide
Beschreibung:	Mittel- und Ringfinger jeweils links und rechts an das zweite Daumengelenk, Zeigefinger über Mittelfingernagel, Kleinfinger über Ringfingernagel
Haltezeit:	5 Minuten, mindestens 4mal täglich, Mindestabstand 8 Minuten
Im akuten Fall:	20 Minuten, mindestens 5mal täglich, Mindestabstand 4 Minuten
Nutzen:	balanciert das Wasser-Element und seine mit ihm verbundenen Symptome, nützt der sexuellen Energie, unterstützt den weiblichen Körper für eine kurze klare Menses, stärkt die Prostata bei Männern
Geistiger Aspekt:	die Struktur der Sanftheit leben

Das Holz-Element

Farbe: grün
Jahreszeit: Frühling
Meridiane: Leber und Gallenblase
Klima: feucht
Qualität: Wachstum

Das Holz-Element gilt im Taoismus als das zweitstärkste Element, weil es biegsam ist und nur schwer bricht. Stößt Holz in der Erde auf ein Hindernis, wächst es um das Hindernis herum und kommt doch noch ans Licht. Wenn ein Baum gut verankert ist, kann ihm ein Sturm nichts anhaben.
Die Natur des Holzes finden wir in den Schriften des Taoismus schön beschrieben: »Das Holz wächst ohne Hast und ohne Rast immer dem Licht zu.«
Wachstum ist natürlich, und wir können es auch nicht aufhalten. Das beginnt damit, daß ein Kind, das bereits laufen kann, nicht mehr krabbelt. Es mag dann laufen, mehr laufen und besser laufen. Wachstum bedeutet, daß wir täglich lernen und daraus Erkenntnisse ziehen. Der nächste Schritt ist, nach diesen Erkenntnissen zu handeln und zu leben. Der Zeitfaktor spielt dabei eine wichtige Rolle – auch im Tao-Te-King steht: Wenn das Frühjahr kommt, wächst das Gras von alleine.
Die Knochen und Gelenke, die Haare, die Finger- und Zehennägel stellen in unserem Körper das Holz-Element dar.

Betrachtungen zum Mudra Holz-Element

Die Qualität des Holz-Elements ist Wachstum. Es ist wichtig, daß wir Wachstum nicht gewaltsam aufhalten, sondern Dingen ihren natürlichen Lauf lassen. Dies gilt für das eigene Wachstum genauso wie für das der anderen.

Auf der Erde sind Zyklen und Energien vorhanden, die unser Leben so durchdrungen haben, daß wir uns ihrer kaum bewußt sind. Die Erde dreht sich ständig mit etwa zehn Meter pro Sekunde. Wir können sie nicht anhalten, ebensowenig wie wir die Jahres- oder die Tageszeiten beliebig auswechseln können.

Im Holz-Element machen wir uns mit dem natürlichen Wachstum vertraut. Wir lernen und wachsen. Manchmal wehren sich Menschen gegen Neues. Damit verhindern sie Erfahrungen und behindern damit das eigene Wachstum.

88 Holz-Element

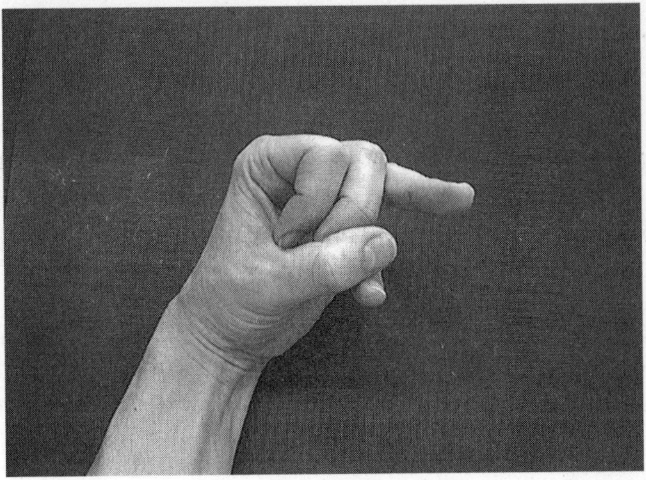

Hände:	links oder rechts
Beschreibung:	Daumenbeere auf Mittelfingernagel, erstes Daumenglied seitlich an erstes Kleinfingerglied ringfingerseitig, Zeigefingerspitze an zweites Daumengelenk zeigefingerseitig
Haltezeit:	3 Minuten, mindestens 4mal täglich, Mindestabstand 5 Minuten
Nutzen:	balanciert das Holz-Element, fördert die Flexibilität im Denken, stärkt die Herzenergie und die Atmung, unterstützt die Augen- und Ohrenenergie
Geistiger Aspekt:	wahrnehmen, nicht eingreifen, nicht streiten

Das Feuer-Element

Farbe: rot
Jahreszeit: Sommer
Meridiane: Herz und Dünndarm, Kreislauf und dreifacher Erwärmer
Klima: heiß
Qualität: Respekt

Das Feuer-Element nimmt eine besondere Stellung ein, denn die *Natur des Feuers* ist, daß es immer etwas braucht, an dem es haftet. Feuer brennt nicht aus sich heraus, und es wird auch nie satt.

Ein loderndes Feuer-Element kann verheerende Auswirkungen haben – bis hin zur totalen Zerstörung der anderen Elemente. Ist ein Feuer zu groß, verbrennt die Erde, schmilzt das Metall, verdunstet das Wasser und verbrennt das Holz bis auf die letzten Späne.

Auf den Körper übertragen heißt das, daß beispielsweise im Falle einer Sucht der Betroffene alles macht, um an sein Mittel zu kommen. In krassen Fällen geht ein Süchtiger sogar über Leichen, um seine Wünsche zu befriedigen. Auch der Allergiker liebt sein Allergen. Respekt, die Qualität des Feuer-Elements, fehlt diesen Menschen total.

Respekt ist nicht nur eine Vokabel, sondern hat sehr viel mit Gesundheit zu tun. Respekt beginnt bei der eigenen Person. Was wir bei uns selbst respektieren, kann auch bei anderen geachtet werden.

Oft könnte man aber meinen, daß der Begriff »Respekt« aus den allgemeinen Umgangsformen gestrichen wurde, denn unsere Gesellschaft wird immer respektloser. Und die funk-

tionellen Störungen im Feuer-Element mehren sich, besonders natürlich im Sommer!
Die körperlichen Imbalancen liegen in erster Linie im Herz- und Kreislaufbereich, unmittelbar gefolgt von Sucht und Allergie. Selbst Kinder und Jugendliche sind schon davon betroffen.
Grund zur anhaltenden Freude gibt es keinen, daher braucht man immer einen besonderen Kick, um sich noch ein bißchen selbst zu spüren.
So lieblos, wie wir mit uns selbst umgehen, behandeln wir dann auch unsere Mitmenschen. Heute gehört es fast schon zur Tagesordnung, daß Kinder ihre Lehrer und Eltern tätlich angreifen. Woher haben sie das bloß?

Betrachtungen zum Mudra Feuer-Element

Im Vergleich zum Holz-Element, wo es darum geht, Wachstum nicht durch falsches Eingreifen aufzuhalten, wird das Wachstum im Feuer-Element mit Respekt behandelt.
Wir müssen Erlebtes verarbeiten und daraus lernen. Wenn wir für das Lernen den nötigen Respekt aufbringen, müssen wir Dinge nicht immer wieder erleben. Sind wir in der Lage, aus Erlebtem eine Erfahrung zu ziehen und zu respektieren, erweitern wir unser Lernen. Wir denken um und geben nichtförderliche Muster auf. Somit werden gleichzeitig funktionelle Störungen balanciert.
Das alles ist nur möglich, wenn wir uns mit Respekt vertraut machen und die nötige Distanz aufbringen, um respektvoll mit uns selbst und anderen umzugehen.

Keine Last ist auf langem Wege leicht.

89 Feuer-Element

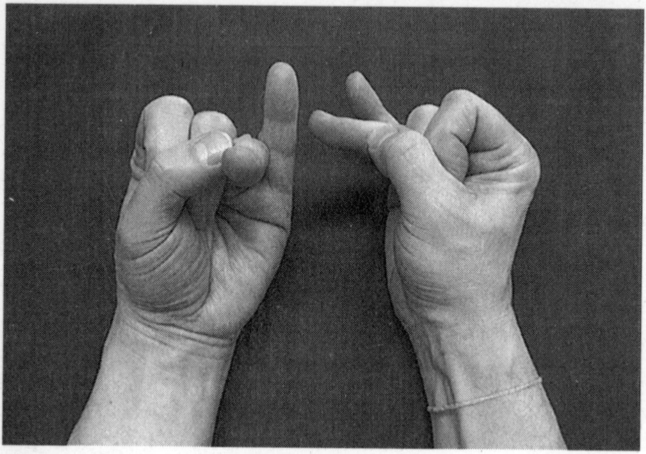

Hände:	links oder rechts, beide
Beschreibung:	Mittelfingerspitze an zweites Daumengelenk innen, Daumenspitze an erstes Ringfingergelenk mittelfingerseitig, erstes Zeigefingerglied außen an den Daumen, der Zeigefingernagel ist verdeckt
Haltezeit:	4 Minuten, mindestens 4mal täglich, Mindestabstand 1 Minute
Im akuten Fall:	9 Minuten, mindestens 10mal täglich, Mindestabstand 1 Minute
Nutzen:	balanciert das Feuer-Element und die dazugehörigen Organe, stabilisiert die Herz- und Kreislaufenergie, fördert die Wahrnehmung und die Flexibilität
Geistiger Aspekt:	Erlebtes verarbeiten, alte Muster aufgeben

Das Erd-Element

Farbe:	gelb
Jahreszeit:	Spätsommer (Altweibersommer)
Meridiane:	Milz und Magen
Klima:	hier finden die Klimata der anderen Elemente statt
Qualität:	Struktur der Offenheit

Die Natur der Erde ist im »I Ging« eindeutig beschrieben: Die Erde stellt die räumliche Ausdehnung und Festigkeit dar, mit der sie alles trägt und erhält. In ihrer Hingebung trägt sie ohne Ausnahme Gut und Böse.
Auf den Menschen übertragen heißt das, daß wir unseren Charakter festigen müssen, damit wir Menschen und Dinge zu tragen oder zumindest zu ertragen vermögen.
Schauen wir uns doch einmal an, was alles auf dieser Erde schon passiert ist. Und trotzdem – die Erde gibt es immer noch! Daran könnten wir uns alle selbst ein Beispiel nehmen. Wenn wir es der Erde gleichtun wollen, müssen wir die Struktur der Offenheit haben.
Vor vielen Jahren sah ich folgenden Aufkleber auf einem Lkw: »Wer für alles offen ist, kann nicht ganz dicht sein.«
Offenheit ist eine Qualität, die in der Gesellschaft unterschiedlich ausgelegt und sehr selektiv gelebt wird. Für manche Dinge sind wir sehr offen, für andere gar nicht.
Wie entwickeln wir die Struktur der Offenheit?
Wir beginnen in ganz kleinem Ausmaß, offen zu sein. Es ist wichtig, daß wir anfangs die Offenheit so wählen, daß wir sie situationsbedingt zunächst nicht vergrößern und auch nie verkleinern müssen. Vorläufig ändert sich die

Größe der von uns gewählten Offenheit nicht mehr – egal wie positiv oder wie negativ uns etwas erscheint. Offenheit soll nie kleiner werden müssen, sondern im Laufe der Zeit erweitert werden können.

Betrachtungen zum Mudra Erd-Element

Das Erd-Element bewegt sich nur sehr wenig. Hier entwickeln wir die Struktur der Offenheit. Schreiten wir in ihrer Entwicklung stetig voran, merken wir, daß wir immer streßfreier werden. Wir hören nämlich auf, uns selbst Überbelastungen zuzumuten. In weiterer Folge sind wir eines Tages auch für andere kein Streßfaktor mehr.
Durch das Mudra funktioniert der Kontrollzyklus zum Wasser-Element besser. Dort finden wir die kreative Energie, die uns Hoffnung auf Balance bringt: »Es wird schon werden!«. Diese Hoffnung behalten wir nur, wenn das Erd-Element entsprechend stabil ist.
Gehen wir doch einmal davon aus, daß Heilung, Selbstheilung, Gesundheit und Streßfreiheit ganz natürlich sein können. Wir müssen unser Leben nicht immer schwierig erleben. Wenn wir streßfrei sind und Erlebtes erst gar nicht bewerten, werden Heilung und Selbstheilung ganz natürlich. So wird heil sein für uns die natürliche Struktur im Leben.

An je weniger Bedürfnisse wir uns gewöhnt haben,
um so weniger Entbehrungen drohen uns.

90 Erd-Element

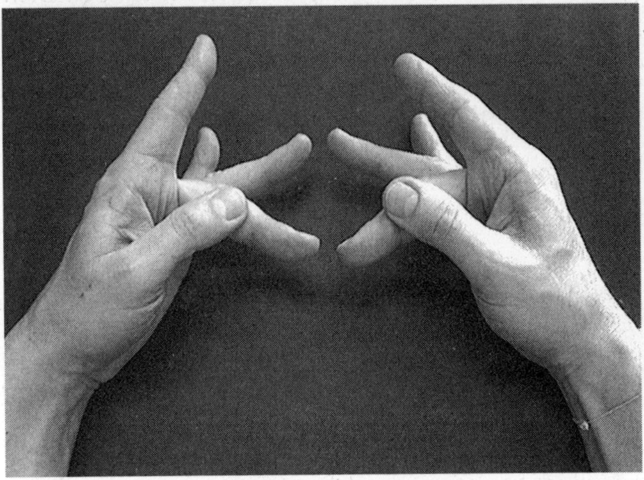

Hände:	links oder rechts, beide
Beschreibung:	Daumen auf zweites Mittelfingerglied zeigefingerseitig
Haltezeit:	5 Minuten, mindestens 5mal täglich, Mindestabstand 4 Minuten
Im akuten Fall:	20 Minuten, mindestens 4mal täglich, Mindestabstand 10 Minuten
Nutzen:	balanciert die Magen- und Milzenergie, unterstützt die Bauchspeicheldrüse bei der Zuckerverdauung, baut Streß ab und das Immunsystem auf, fördert die Atmung und Konzentration, entspannt den Schultergürtel
Geistiger Aspekt:	heil sein ist natürlich

Warum es bei gleichen Symptomen unterschiedliche Wege der Heilung gibt

Um die Funktion der fünf Elemente besser zu verstehen, machen wir uns nun am Beispiel des Metall-Elements bewußt, daß acht (!) verschiedene Zyklen wirksam sind.
Haben wir eine Schwäche im Metall-Element, müssen wir uns die Frage nach der Ursache stellen.
Die Zeichnung verdeutlicht am Beispiel Metall, wie der Austausch der Elemente normalerweise funktionieren sollte:

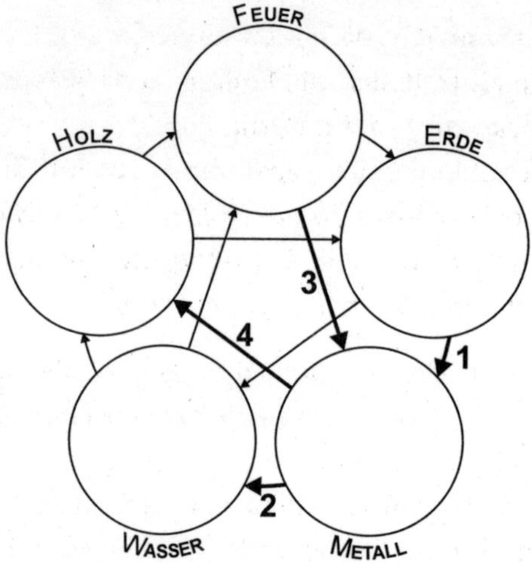

1. Der Versorgungszyklus:
   Die Erde versorgt das Metall (1).
   Das Metall versorgt das Wasser (2).
2. Der Kontrollzyklus:
   Das Feuer kontrolliert das Metall (3).
   Das Metall kontrolliert das Holz (4).

Nun gibt es acht Möglichkeiten, warum das Metall-Element geschwächt ist:

1. Die Erde versorgt das Metall nicht, sie gibt nichts her (1).
2. Das Wasser entzieht dem Metall zuviel Energie, oder das Metall gibt zuviel ans Wasser weiter (2).
3. Die Kontrolle des Feuers ist zu stark (3), das Metall wird zu heiß.
4. Das Metall verausgabt sich völlig bei der Kontrolle des Holzes (4), weil dieses bereits wuchert.
5. Die Erde entzieht dem Metall Energie (5).
6. Das Metall holt sich die Energie vom Wasser (6), doch diese bekommt ihm natürlich nicht.
7. Das Metall lehnt sich gegen das Feuer auf (7).
8. Durch den Wildwuchs des Holzes wird das Metall völlig überwuchert (8). Eine Axt nützt uns nichts, wenn wir sie im dichten Gestrüpp nicht finden.

Bei den ersten vier Möglichkeiten gehen zwar der Versorgungs- und Kontrollzyklus in die richtige Richtung, aber es herrscht keine Harmonie.
Im fünften bis achten Fall ist der natürliche Lauf bereits umgedreht. Das heißt, die Zyklen werden negativ wirksam.
Dieses Bild erklärt aus energetischer Sicht, warum acht Menschen mit dem gleichen Symptom (zum Beispiel Atmungs- und Verdauungsschwierigkeiten) unterschiedliche Wege der Heilung haben.

3. Sichtbare Imbalancen

Aus vielen Gründen fällt es uns leichter, die eigenen Mängel aufzuzählen, als unsere guten Eigenschaften zu akzeptieren.

Übergewicht

Übergewicht ist ein Thema, das immer wieder in zahlreichen Büchern behandelt wird. Trotzdem ist es für viele Menschen ein Problem geblieben.
Das Übergewicht läßt sich meistens nicht mit »Iß die Hälfte« oder »Iß gar nichts« beseitigen, weil es oft nicht ein Problem des Essens ist. Übergewicht kann mit Allergien oder Krankheiten verbunden sein. Grundsätzlich ist Übergewicht eine psychische und/oder physische Krankheit.

Die psychische Komponente: Wir essen uns den Frust weg, oder wir müssen essen, weil es so gut schmeckt. Was mit unserer Gesundheit passiert, ist uns in dem Moment egal.

> *»Für Menschen, die den Bauch zur Quelle ihrer Lüste machen und das Maß beim Essen und Trinken und im Liebesgenuß überschreiten, dauern die Freuden nur kurz oder eben so lange, wie sie essen und trinken.*
> *Die Leiden danach sind aber mannigfaltiger Art und währen lange Zeit. Denn diese Begierde nach demselben Ding kommt immer wieder, und wenn sie erlangt haben, wonach sie begehren, ist die Lust daran rasch verflogen.*

Sie haben nichts Gutes davon als einen kurzen Genuß, und dann haben sie wieder das gleiche Verlangen.« Demokrit

Die physische Komponente: Sie wird durch Unterversorgung in bestimmten Energiesystemen oder durch versteckte Allergien hervorgerufen. Ein Beispiel für versteckte Allergien: Wir essen nur ein Stückchen von irgend etwas, und innerhalb weniger Minuten ist der Bauch aufgedunsen oder gebläht wie ein Luftballon.

Generell gilt für Übergewicht immer folgendes: *Ein Körper mit wenig Energie muß sich durch Fett schützen.*

Aus dem Taoismus wissen wir, daß sich in bestimmten Körperzonen, wo die Energie schwach ist, Pölsterchen bilden, um uns vor Unfällen oder ernsten Verletzungen zu schützen. Wenn wir am Übergewicht arbeiten wollen, müssen wir es zuerst in die erste Priorität bringen: Das heißt, wir brauchen zuerst die Energie, damit wir das Übergewicht als Symptom überhaupt gezielt angehen können.

Viele Vorbereitungen sind dazu notwendig, denn die nachstehenden Beispiele weisen darauf hin, daß vorher etwas stattfinden muß. Es gibt Menschen,

- die vier Wochen auf Nulldiät leben und nur minimal an Gewicht verlieren;
- die mit Gewalt in vier Wochen vielleicht fünf Kilo abnehmen und dieses Gewicht in einer Woche wieder zunehmen;
- die sich vor einer Kur erst richtig vollfressen, um in der Kur etwas »zum Zehren« zu haben;
- die beinahe schon zunehmen, wenn sie Essen »nur ansehen«.

Ich will hier aber nur jene Menschen ansprechen, die sich wirklich und ernsthaft bemühen wollen, ihr Übergewicht energetisch richtig anzugehen und dann für immer das richtige Gewicht zu halten. Die Tabellen, die es gibt, stellen nur Anhaltspunkte dar. Das richtige Gewicht ist für jeden Körper unterschiedlich.

Zuerst müssen wir Energie in den Körper bringen!

Dieser Aufbau von Energie kann Wochen, Monate, sogar ein oder zwei Jahre (manchmal auch länger) dauern. Falls Übergewicht für Sie, lieber Leser, ein Thema ist, bitte ich Sie, ob der manchmal enorm langen Zeitspanne nun nicht mutlos zu werden! Falls Sie es trotzdem sind, dann halten Sie doch gleich einmal beim Weiterlesen das Mudra *Metall-Element*.

Vielleicht gehören Sie zu den Menschen, die ihr ganzes Leben lang ständig ab- und zunehmen. Dann kommt es auf den Zeitaufwand für die Vorbereitung auch nicht mehr an!

Das Angenehme dabei ist, daß wir uns in dieser Phase überhaupt nicht mit dem Thema Übergewicht befassen müssen, denn das Augenmerk richtet sich nur auf diesen Energieaufbau.

Dadurch kommt es automatisch zu einem Nachlassen jenes Druckes, den wir uns ständig selber machen: Wir essen etwas und haben ein schlechtes Gewissen. Essen wir nichts, haben wir das Gefühl, uns ständig etwas zu verkneifen.

Essen wir etwas Gesundes, fallen wir eine halbe Stunde später über den Kühlschrank her und verschlingen alles, was zwar ungesund ist, aber schmeckt. Hinterher kommt wieder das schlechte Gewissen, und wir sind böse auf uns selbst.

Das ist ständiger Druck, gegen den sich der Körper wehren muß – mit weiteren Schutzpölsterchen.

Haben wir die Zeit der Vorbereitung – in der wir uns langsam von solch zwanghaften Mechanismen lösen – abgeschlossen, kommt der nächste Schritt: Jetzt erst bearbeiten wir das Symptom Übergewicht.

1. Wir müssen nachdenken über unsere Eßgewohnheiten und Neigungen:
   - »Das kleine Törtchen am Nachmittag muß sein, ich gönne mir ja sonst nichts.«
   - »Ich habe jetzt Hunger, und deshalb esse ich nun einen fettarmen Joghurt.« – Ist es wirklich Hunger oder nur Appetit?
2. Wir schaffen Distanz zum Essen:
   - Nicht das Essen wählt uns, sondern *wir* wählen das Essen.
   - Wir *müssen* nicht essen, wenn es gerade kein Essen gibt.

Generell sollte für jede Mahlzeit (und Diät) das Prinzip »Essen nach der Organuhr« gelten. Ausführliches dazu steht in meinem Buch »Richtig essen zur richtigen Zeit«. Diese Regeln werden bereits in der Phase des Energieaufbaus beachtet.

Natürlich können Mudras nicht alleine helfen, sondern es

gehören auch Bewegung und Körperübungen dazu, um unsere Knochen, Muskeln, Sehnen und Meridiane zu aktivieren.

Die Mudras dienen jedoch zur Unterstützung der äußeren Bewegung. Unsere Gesellschaft ist generell eher unbeweglich und daher auch unflexibel. Das zeigt sich auch darin, daß Menschen ohne weiteres drei Stunden herumsitzen und sich über alles mögliche unterhalten können. Sie bringen es aber nicht fertig, regelmäßig 2mal täglich 15 Minuten ein paar Übungen auszuführen.

Dieses Thema habe ich in meinem Kinesiologie-Buch eingehend behandelt. Dort können Sie auch ausführlich nachlesen, warum die Bewegung für uns so wichtig ist.

Zusammenfassung

Um Übergewicht loszuwerden, bedarf es einer ausführlichen Vorbereitung.

Zuerst geht es um *Energieaufbau:*

- Mudras halten und
- eine kleine Übungsfolge 2mal täglich ausführen.

Gleichzeitig essen wir nach der *Organuhr:*

- Wasser und grünen Tee trinken (siehe Anhang).
- Zum Frühstück Suppe oder Kartoffeln schnabulieren.
- Ab 14 Uhr keinen Salat und kein Obst mehr essen.
- Getreide und Brot erst ab 16 Uhr auftischen.
- Ab 19 Uhr wird nichts mehr gegessen.

Der Energieaufbau und das Essen nach der Organuhr schaffen die notwendige Distanz zu uns selbst und zu unserem Körper.
Oft ist Übergewicht ein vorgeschobenes Problem, um das eigentliche nicht ansehen zu müssen.
Schon im Tao-Te-King steht: »Das Offensichtliche ist verborgen, und das Verborgene ist offensichtlich.« Was das heißt, ist mit einem einfachen Beispiel schnell erklärt: Wenn wir Durst haben, sieht das keiner. Aber wenn wir betrunken sind, sieht das jeder.
Wenn wir Übergewicht haben, sieht das auch jeder. Daß wir daraus lernen und uns bereits um den Energieaufbau kümmern, sieht keiner. Befinden wir uns in der Phase des zaghaften Energieaufbaus, dürfen wir uns von dem Offensichtlichen, das die anderen sehen, nicht irritieren lassen!
Wir selbst müssen uns schon sehr gewandelt haben, bis die anderen bemerken, daß sich an uns irgend etwas ein bißchen verändert hat. Das zeigt, wie träge die Umwelt reagiert – und immer nur auf das Offensichtliche.
»Das Offensichtliche ist verborgen« heißt in unserem Fall: Wir arbeiten still und leise an unserer Energie, ohne darüber ein Wort zu verlieren!

91 Energieaufbau bei Übergewicht

1. Mudra

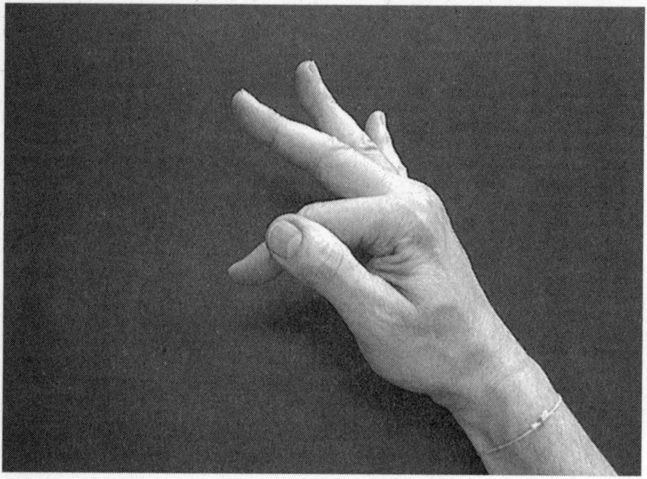

Hände: links oder rechts, beide

Beschreibung: Daumenbeere auf zweites Zeigefingerglied daumenseitig

Haltezeit: 5 Minuten, mindestens 2mal täglich, Mindestabstand 7 Minuten

Im akuten Fall: 5 Minuten, mindestens 4mal täglich, Mindestabstand 3 Minuten

Nutzen: aktiviert das 2. Chakra im Wasser-Element, fördert die Flexibilität und Schädelatmung, hilft bei Kopfdruck

92 Energieaufbau bei Übergewicht

2. Mudra

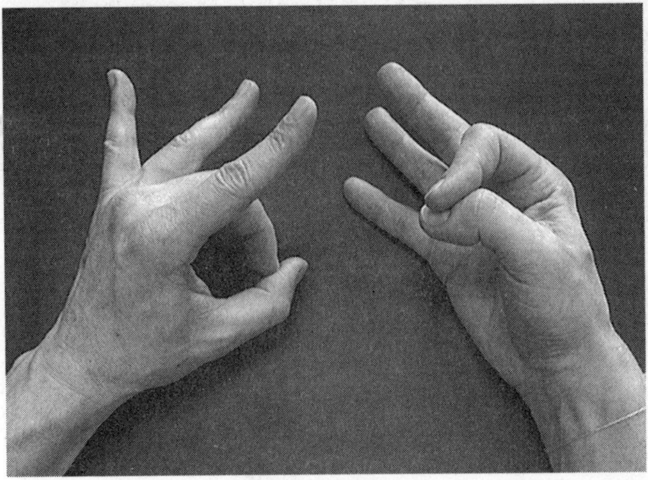

Hände:	links und rechts
Beschreibung:	*linke Hand:* Mittelfingernagelspitze auf erstes Daumenglied innen Mitte; *rechte Hand:* Zeigefinger auf erstes Daumengelenk
Haltezeit:	7 Minuten, mindestens 3mal täglich, Mindestabstand 7 Minuten
Im akuten Fall:	2 Minuten, mindestens 7mal täglich, Mindestabstand 2 Minuten
Nutzen:	fördert die Verdauung und Atmung, unterstützt die Herzintegration

93 Energieaufbau bei Übergewicht
3. Mudra

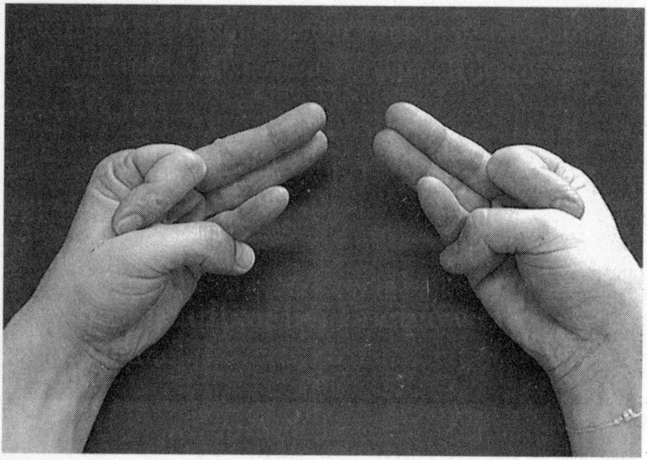

Hände:	links oder rechts, beide
Beschreibung:	erstes Daumenglied zeigefingerseitig an drittes Kleinfingerglied innen, Zeigefinger in die Daumengrube
Haltezeit:	3 Minuten, mindestens 5mal täglich, Mindestabstand 2 Minuten
Im akuten Fall:	2 Minuten, mindestens 10mal täglich, Mindestabstand 1 Minute
Nutzen:	fördert das Erd-Element mit Magen- und Milzenergie, unterstützt die Energie der Lunge, des Dünndarms und der Gallenblase, stabilisiert Herzenergie und Gelenke

94 Abbau von Übergewicht

1. Mudra

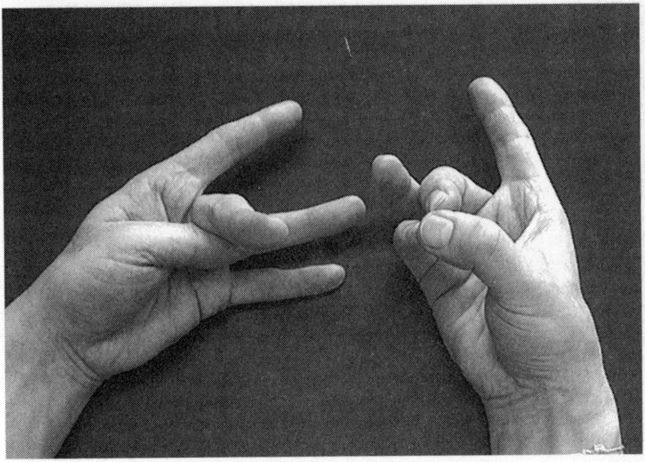

Hände: links und rechts

Beschreibung: *linke Hand:*
Daumennagel auf drittes Mittelfingerglied ringfingerseitig,
rechte Hand:
Daumen, Mittel- und Kleinfinger zusammen

Haltezeit: 5 Minuten, mindestens 5mal täglich, Mindestabstand 5 Minuten

Im akuten Fall: 12 Minuten, mindestens 6mal täglich, Mindestabstand 4 Minuten

Nutzen: stärkt die Rückenmarksflüssigkeit und den Bauchbereich, unterstützt das Wasser-Element und die Energie der Gallenblase, fördert die Beziehung zu uns selbst

95 Abbau von Übergewicht

2. Mudra

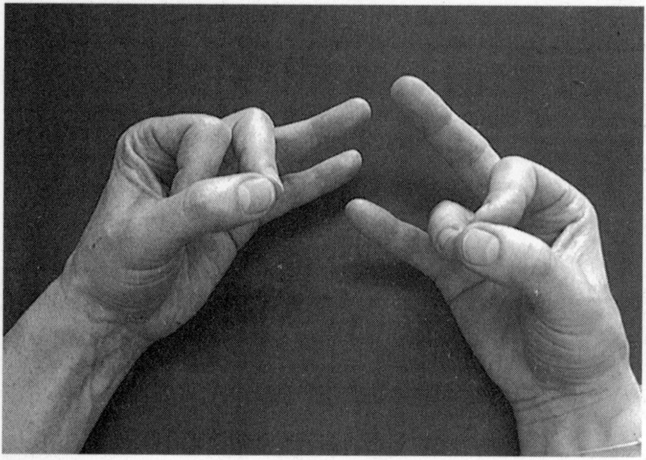

Hände:	links und rechts
Beschreibung:	*linke Hand:* Zeigefinger an das zweite Daumengelenk zeigefingerseitig, Daumen und Mittelfinger zusammen; *rechte Hand:* Daumen, Zeige- und Ringfinger zusammen
Haltezeit:	5 Minuten, mindestens 4mal täglich, Mindestabstand 7 Minuten
Im akuten Fall:	9 Minuten, mindestens 9mal täglich, Mindestabstand 3 Minuten
Nutzen:	unterstützt die Wahrnehmung und die Atmung, fördert die physische und emotionale Verdauung, verbessert die Konzentration

93a Abbau von Übergewicht

3. Mudra

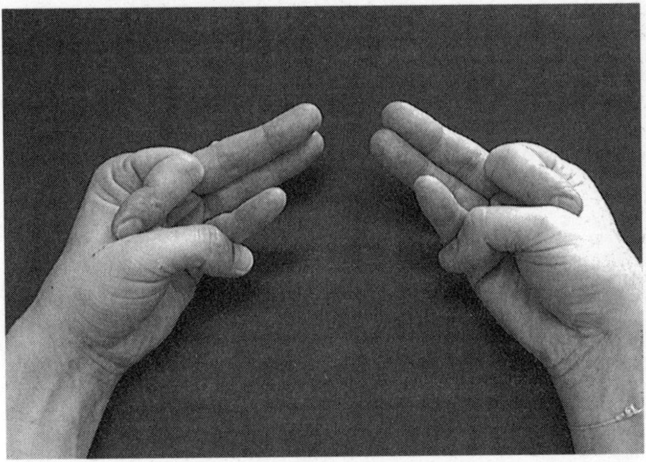

Hände: links oder rechts, beide

Beschreibung: erstes Daumenglied zeigefingerseitig an drittes Kleinfingerglied innen, Zeigefinger in die Daumengrube

Haltezeit: 3 Minuten, mindestens 5mal täglich, Mindestabstand 2 Minuten

Im akuten Fall: 2 Minuten, mindestens 10mal täglich, Mindestabstand 1 Minute

Nutzen: fördert das Erd-Element mit Magen- und Milzenergie, unterstützt die Energie der Lunge, des Dünndarms und der Gallenblase, stabilisiert Herzenergie und Gelenke

Was hat Übergewicht mit dem Gummibaum im Wohnzimmer und den Wellensittichen der Kinder zu tun?

Do-Ri erzählt:

Vor einigen Jahren suchte mich eine etwa 28jährige Frau zur kinesiologischen Beratung wegen ihres Übergewichts auf. Ihr großer Wunsch, endlich abzunehmen, hatte sie motiviert, zu mir zu kommen.
Das Thema »Gewichtsreduktion« nahm bei ihr laut Muskeltest die achte Priorität ein. Das bedeutete, daß zunächst sieben andere Themen zu bearbeiten waren, bevor das Abnehmen an der Reihe sein konnte.
Ich erklärte ihr diese Vorgehensweise. Da sie sowieso schon seit vielen Jahren ergebnislos an ihrem Übergewicht herumlaborierte, war sie mit diesem Weg einverstanden.
Wir begannen mit der Basis: Augen, Ohren und die Gehirnintegration wurden kinesiologisch ausbalanciert, unterstützt von dem Satz »Ich will gesund sein«. Ihr tägliches Übungsprogramm führte sie dann regelmäßig zu Hause aus.
Sie kam alle drei Monate zu mir, besuchte auch zwischendurch ein paar Kurse, die ihr beim Verstehen ihrer gesamten Lebenssituation halfen, und als Wichtigstes – sie wendete das Gelernte auch an.
Ihr Leben veränderte sich, sie bekam mehr Selbstvertrauen, die Beziehung zu ihren Eltern verbesserte sich. Dies wiederum wirkte sich auf das Zusammenleben in ihrer eigenen Familie aus.
In puncto Gewicht tat sich in all den Monaten eigentlich

nichts – außer daß es konstant blieb, also nicht noch mehr wurde. Während der ganzen Zeit beachtete sie die einfachen Ernährungsregeln aus Kims Buch »Richtig essen zur richtigen Zeit«.

Obwohl das Gewicht sich nicht reduzierte, veränderte sich ihr Körper. Die Partien, die früher schwabbelig waren, festigten sich. Sie fühlte sich nicht mehr wie eine Tonne und war trotz der Fülle plötzlich beweglich. Die harte Bauchdecke war viel weicher als am Anfang. Die Aufmerksamkeit der Klientin war auf anderes gerichtet, sie haderte nicht ständig mit ihrem Körper.

Nach zirka eineinhalb Jahren balancierten wir ihre morgendlichen Aufstehprobleme. Im Verlauf der Sitzung zeigte der Körper *Arbeit in der persönlichen Ökologie* an. Dieser Bereich hängt mit der eigenen Umgebung zusammen, also mit den Menschen, der Ernährung, der Sprache oder bestimmten Lebenssituationen zu Hause oder im weiteren Umfeld. Mittels Muskeltest fanden wir heraus, daß es sich in ihrem Fall um das eigene Wohnzimmer handelte.

Sie beschrieb mir den Raum. Als sie davon sprach, daß dort ein großer Gummibaum steht, der ihren Lebensbaum darstellt, merkte ich einen resignierten oder traurigen Ton in ihrer Stimme.

Hellhörig geworden, fragte ich sie, was mit dem Baum sei. Sie antwortete: »Meine Kinder haben zwei Wellensittiche, die im Wohnzimmer fliegen dürfen und daher auch immer auf meinem Gummibaum sitzen. Es gibt dort ja noch andere Pflanzen, aber nein, gerade dieser Baum hat es ihnen angetan.« Im weiteren Gespräch stellte sich heraus, daß die Blätter vom Kot der Vögel ständig beschmutzt wurden.

Stellen Sie sich, liebe Leser, einmal vor, daß das, was Ihr Lebensymbol darstellt, ständig derart mißhandelt wird. Es liegt auf der Hand, daß dies ein Grund ist, sich zu ärgern, innerlich zu grollen oder gekränkt zu sein. Das Beste daran war, daß dies der Klientin bis zu unserem Gespräch gar nicht bewußt geworden war!
Wir hatten also herausgefunden, wo der Hase im Pfeffer lag. Jetzt ging es darum, eine Lösung zu finden. In diesem Fall mußten klare Verhältnisse geschaffen werden:

1. Zuerst mußte sie den Kindern vermitteln, daß diese sich selbst um die Tiere zu kümmern hatten.
2. Die Vögel mußten im Kinderzimmer bleiben und durften nur dort fliegen.
3. Die Reinigung des Lebensbaumes stand auch bevor.

Die Klientin hatte Bedenken, daß sie das den Kindern nicht antun könnte. Warum sollte plötzlich anders sein, womit sie doch jahrelang einverstanden gewesen war? Die Kinder würden das nicht verstehen.
Ich vermittelte ihr, daß ihr Körper täglich Energie aufbringen muß, um das, was ihr heute erst bewußt wurde, ständig zu kompensieren. Ich erinnerte sie an ihre mittlerweile entwickelte Selbstliebe und daran, daß Kinder auch Grenzen bräuchten. Sie könnten ihre Freiheit nicht auf Kosten anderer ausleben.
Dies alles verankerten wir durch ein paar Übungen, so daß sie beim Gedanken an die ihr bevorstehende Handlung »eingeschaltet«, in der Balance blieb. Der Muskeltest zeigte ein starkes Ergebnis, während sie an diese schwierige Aufgabe dachte.

Wir stellten eine kleine Übungsfolge für zu Hause zusammen, um alles auch in die Praxis umsetzen zu können – und damit war die Sitzung beendet.
Als sie sich von mir verabschiedete, meinte sie, daß sie immer noch nicht glauben könne, daß diese Lappalie (die Vögel auf ihren Lebensbaum) eine so große Wirkung auf ihren Schlaf und das Aufstehen am Morgen haben werde. Ich erinnerte sie daran, daß bisher alles, was der Muskeltest über ihren Körper aufgezeigt hatte, gestimmt habe. Daher solle sie auch jetzt auf seine Richtigkeit vertrauen.
Fünfeinhalb Monate vergingen, bis wir uns wiedersahen. Sie beobachtete mich ganz genau, als ich sie anstarrte und dann langsam fragte: »Was hast du denn gemacht? Hast du denn mit einer Diät abgenommen? Hält das auch?« Sie lachte und erzählte mir über die Auswirkungen der letzten Sitzung.
In der ersten Woche hatte sie nur die Übungen gemacht und dabei gespürt, wie der Wunsch, die Vögel endlich aus dem Wohnzimmer zu verbannen, immer größer wurde.
In der zweiten Woche führte sie ein Gespräch mit den Kindern, um ihnen zu sagen, daß sie sich ab sofort selbst um ihre Schützlinge kümmern müßten. Dies funktionierte genau zwei Tage, dann war wieder alles beim alten.
In der dritten Woche stellte sie daher die Kinder vor die Entscheidung, entweder sich nun wirklich um die Vögel zu kümmern und sie ausschließlich in ihrem Zimmer zu behalten – oder die Wellensittiche würden weggegeben. Das wirkte!
Die Kinder organisierten die Pflege – jedes kümmert sich jeweils eine Woche um die Tiere. Die Mutter mußte nur

noch die Kosten übernehmen – die Kinder kauften sogar selbst Vogelsand, Kolbenhirse, Futter und Sepia ein.
Noch in derselben Woche begann sie selbst, ihren Gummibaum zu reinigen. Sie putzte ihn von oben bis unten und widmete sich liebevoll jedem einzelnen Blatt während der Reinigungsprozedur. Für sie war es wie eine Meditation.
Was dann passierte?
Drei Tage später wurde sie das erste Mal seit langem zehn Minuten vor dem Weckerläuten munter. Sie konnte mühelos aufstehen. Dieses Phänomen hielt an.
Wieder eine Woche später merkte sie, daß der Rockbund weiter wurde. Daraufhin stellte sie sich auf die Waage – und siehe da: Das erste Mal zeigte sie weniger Gewicht an. Von da an schwanden die Pfunde stetig, ohne daß sie sich in irgendeiner Weise darum kümmerte. Als ich sie damals sah, hatte sie 15 Kilogramm weniger Gewicht. Sie war sichtlich stolz, zufrieden und glücklich darüber. Ihr Wunschgewicht hatte sie zwar noch nicht erreicht, aber sie war ihm einen großen Schritt näher gekommen.
Unlängst traf ich die Frau das erste Mal seit acht Jahren wieder. Sie hat ihr Gewicht gehalten, und heute ist es für sie kein Thema mehr.
Dieses Erlebnis erzähle ich für jene Leser, die schon vieles getan haben, um ihr Übergewicht loszuwerden, aber sich bisher leider vergebens bemühten. Vielleicht versteckt sich hinter ihrer Fülle ein ähnlicher Fall?

Akne

Akne stellt vor allem für Jugendliche ein gefürchtetes Problem dar. In diesem Alter wird die Hautstörung zumeist auf die Pubertät zurückgeführt, weil sie eben in dieser Zeit auch am häufigsten vorkommt. Dabei wird aber nicht bedacht, daß ebensogut eine unausgewogene Ernährung diese Hautreaktion verursacht. Nur ein Beispiel: Es wird viel zu viel Süßes gegessen.

Die Haut ist das größte Ausscheidungsorgan des Körpers, und eine auftretende Akne signalisiert, daß dieses Organ überfordert ist, was insbesondere dann der Fall ist, wenn gleichzeitig die hormonelle Umstellung des Kindes zum Jugendlichen stattfindet.

Aknepusteln im Gesicht, am Rücken und am Hals entstehen meistens exakt auf Akupunktur-Punkten. Man kann sogar nach dem Pickelpunkt diagnostizieren und findet eine erstaunliche Übereinstimmung mit den in der Akupunktur-Literatur beschriebenen Symptomen.

Oft genug bleibt die Akne bestehen, obwohl die Pubertät schon seit Jahren vorbei ist. Hier handelt es sich meistens um Störungen im Drüsenbereich. Akne taucht auch auf, wenn es zu Umstellungen im Leben kommt, beispielsweise durch eine neue Schule, einen neuen Beruf, einen neuen Partner.

Alle Akne-Auslöser haben aber eines gemeinsam: Immer ist die Beziehung zwischen Metall- und Wasser-Element betroffen.

In beiden Elementen geht es um das Thema »Kontakt herstellen« oder »in Beziehung zu jemandem treten«. Das ist nur möglich, wenn wir *Distanz* haben. Fehlt die Distanz, haften wir an Partnern, an Lebensumständen, an einer bestimmten Form der Ernährung oder an anderen Dingen.

Eine nichtbalancierte Beziehung im Metall-Element (Lungen-Meridian) ist einerseits sehr euphorisch, andererseits unterliegt sie manipulativen Schwankungen: Wir kapseln uns dann ab, sitzen im Schmollwinkel und bringen andere auf diese Weise dazu, sich um uns zu kümmern. Aber nichts von dem, was sie uns anbieten, ist uns recht oder genügt.

Im Wasser-Element (Nieren-Meridian) geht es um Beziehungen im allgemeinen – zu uns selbst, zu unserem Partner, zur Familie, zu Freunden, Kollegen und Vorgesetzten und schließlich auch zu Gott.

Vor allem sind Menschen mit Akne sehr sensibel in ihrer Beziehungsfähigkeit. Das ganze Leben wird nur von diesen Hautreaktionen bestimmt. Daher ist es wichtig, zur Symptomatik eine Distanz zu bekommen. Denn wie schon beim Übergewicht kann Akne vorgeschoben sein, damit man sich das eigentliche Problem nicht ansehen muß.

Eine Parallele ergibt sich zu Menschen mit Neurodermitis. Auch sie haben oft Probleme mit Nähe, mit Beziehungen oder mit ihrer Sexualität. Wenn es einem Betroffenen gelingt, sich von seiner Krankheit zu befreien, kann es passieren, daß er sich ohne sie schutzlos fühlt. Ihm fehlt die Distanz zum normalen Leben, mit dem er dann konfrontiert ist, und er ist jetzt selbst verantwortlich für seine Handlungen.

Manch einer flüchtet da lieber wieder in »seine« Neurodermitis, denn damit kann er umgehen. So wird der eigentliche Grund kaschiert: Er hat bisher nicht gelernt, den rich-

tigen Abstand zu den verschiedenen Dingen im Leben aufzubauen.
Ähnlich ist es bei Akne. Teenager verbringen viel Zeit mit diesem Problem. Manchmal werden sie sogar verspottet, und häufig fühlen sie sich wertlos. Die gesamte Persönlichkeit konzentriert sich bei Menschen mit dieser Hautstörung nur noch auf ihre Pusteln im Gesicht oder am Körper. »Wir *haben* zwar im Moment Akne, aber wir leben, als ob wir selbst die Akne *wären!* Wir sind doch auch noch Mensch und ein bewußtes Wesen. Wir sind Teil höchster Energie – und das alles zählt auf einmal nichts mehr?!«
Was ist zu tun? Als erstes müssen wir uns von diesem Problem lösen. Das erreichen wir durch klare Distanz: Das Metall-Element muß gestärkt werden. Dadurch entsteht eine normale Beziehungsfähigkeit, denn das Wasser-Element wird nun versorgt.
Das Umfeld balancieren wir, indem wir uns mit Übungen und angemessener Ernährung von allen anderen Abhängigkeiten, Süchten und Neigungen befreien. Haben wir das geschafft, ist die Akne mittlerweile meist schon verschwunden.
Ich weiß, daß ich Gefahr laufe, damit in ein Wespennest zu stechen. Jeder Betroffene wird es anders sehen. Es geht hier aber um ein allgemeines Aufzeigen der energetischen Ursachen, denn die Mudras sind kein Allheilmittel. Bei Akne können die Mudras aber dabei helfen, in einer gesunden Distanz zu ihrem Problem zu leben. So treten wir in eine neue Form der Beziehungsfähigkeit, die uns ermöglicht, das normale Leben nicht mehr als Bedrohung zu empfinden. Wir können Verantwortung für unsere Ge-

sundheit übernehmen, so daß wir die Akne nicht mehr als Grund brauchen, um uns aus dem normalen Leben zurückzuziehen.

Wir brauchen Akne nicht mehr als Schutzschild vor uns herzutragen, sondern wir können in gesteigerter Selbstverantwortlichkeit dem ganz normalen Leben gegenübertreten.

78a Mudra bei Akne

1. Mudra

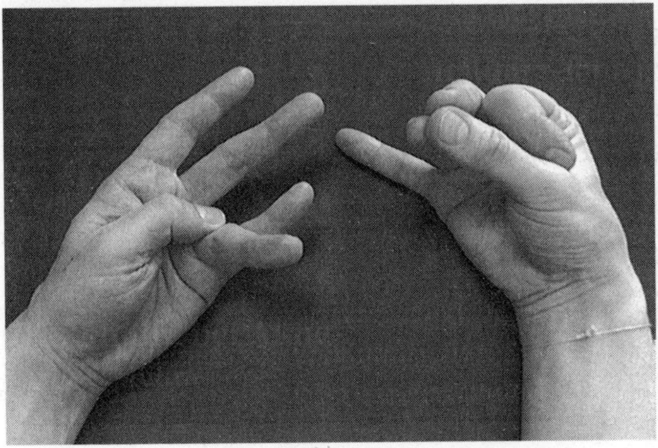

Hände:	links und rechts
Beschreibung:	*linke Hand:* Daumen auf drittes Ringfingerglied mittelfingerseitig; *rechte Hand:* Daumen, Mittel- und Ringfinger zusammen, Zeigefinger in die Daumengrube
Haltezeit:	3 Minuten, mindestens 5mal täglich, Mindestabstand 1 Minute
Im akuten Fall:	9 Minuten, mindestens 10mal täglich, Mindestabstand 1 Minute
Nutzen:	fördert die Flexibilität, unterstützt die Atmung und die Rückenmarksflüssigkeit, stärkt das Gedächtnis und bildet die Basis für die Balance bei Allergien, zentriert den kraniosakralen Reflex

96 Mudra bei Akne

2. Mudra

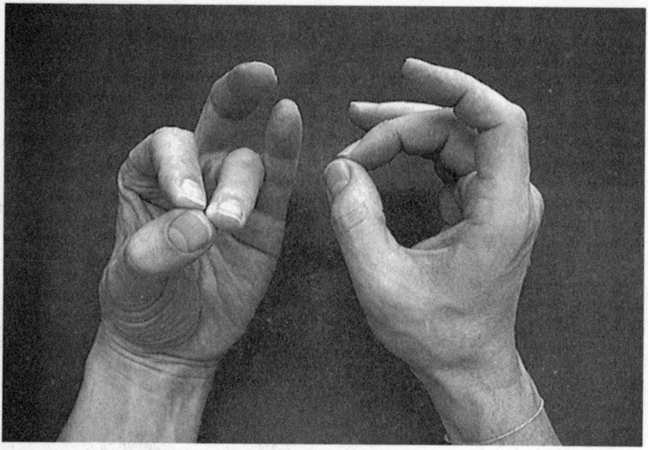

Hände:	links und rechts
Beschreibung:	*linke Hand:* Daumen, Zeige- und Ringfinger zusammen; *rechte Hand:* Daumen und Mittelfinger zusammen
Haltezeit:	5 Minuten, mindestens 4mal täglich, Mindestabstand 5 Minuten
Im akuten Fall:	20 Minuten, mindestens 5mal täglich, Mindestabstand 2 Minuten
Nutzen:	fördert die Organenergie, unterstützt die Atmung, bringt Distanz zu unseren Neigungen, läßt uns einen höheren Blickpunkt einnehmen
Geistiger Aspekt:	die Glücklichen Vier

4. Energiesysteme

Die Atmung

Die Atmung liefert den wichtigsten »Nährstoff« für unseren Körper. Die Atmung und der Atemrhythmus beeinflussen den ganzen Körper – energetische und emotionale Funktionen genauso wie alle Organe, Knochen, Muskeln usw. Die Atmung bringt Struktur in den Körper.

Wie bereits erwähnt, ist in der indischen Philosophie die Lebenskraft eng mit der Atmung verbunden, wie sich bereits in ihrer Bezeichnung widerspiegelt: die Lebenskraft heißt Prana, die Atmung Pranayama.

Die Atmung spielt eine wichtige Rolle bei allen Formen der Verdauung. Einer meiner chinesischen Lehrer sagt: »Ihr im Westen habt das nicht richtig verstanden, wie das funktioniert. Ihr redet ständig über das Essen und über neue Diäten. Aber ihr sprecht niemals über die Atmung. Wer keine gute Atmung hat, kann nicht gut verdauen.«

Menschen mit blockierter Atmung sollten nur wenig essen. Denn ihr Verbrennungsvorgang funktioniert nicht richtig. Es ist wie bei einem Ofen: Wenn er nicht gut brennt, entstehen viele Abfallstoffe. Ein Körper, dessen Verdauungsfeuer nicht funktioniert, verschlackt sehr schnell.

Haben Sie sich, liebe Leser, schon einmal bewußt gemacht, daß wir mit jedem Atemzug neue Informationen aufnehmen, die wir auch beachten müssen? Wenn uns aber vieles vom normalen Leben schon den Atem nimmt, wie soll

denn da Luft für anderes noch übrigbleiben? Ob wir essen, schlafen, reden, fernsehen, Sport betreiben, Treppen steigen – alles hat einen Effekt auf die Atmung.
Aus diesem Grund müssen wir uns um eine stabile Atmung bemühen. Denn die tägliche Konfrontation mit dem Leben wirkt sich auf unsere Gesundheit aus.
Atmung heißt auch Lernen. Zuerst müssen wir lernen, in normalen Lebenssituationen einfach weiterzuatmen. Dies bauen wir in der Folge aus, um auch in neuen oder stressigen Situationen die richtige Atmung beizubehalten.
Damit die Atmung stabil bleibt, müssen zwei wichtige Systeme, der Atemreflex und die Ionisation, in Balance sein.

Der Atemreflex

Durch ihn werden Knochen, Muskeln und Sehnen zur Aufnahme von Luft in unserem Körper koordiniert. Beim Atmen bewegen sich die Rippen und die Muskeln im Brustbereich, der Bauchraum dehnt sich aus und wird wieder flach, das Zwerchfell hebt und senkt sich. Sogar Schädel- und Beckenknochen werden durch die Atmung bewegt. Damit all diese Bewegungsabläufe in einem bestimmten Rhythmus funktionieren, brauchen wir den eingeschalteten Atemreflex. Bei einem hohen Prozentsatz der Bevölkerung ist er nicht in der Balance. Dafür gibt es verschiedene Ursachen – meistens ist falsche Ernährung oder ein Sturz auf das Steißbein daran beteiligt. Selbst wenn dieser Unfall schon viele Jahre her ist, wirkt er sich häufig bis heute auf den Atemreflex aus! In der Kinesiologie gibt es dafür Übungen. Doch zuerst sollte der Atemreflex balanciert werden, damit der Körper die Übungen besser für sich nutzen kann.

97 Atemreflex

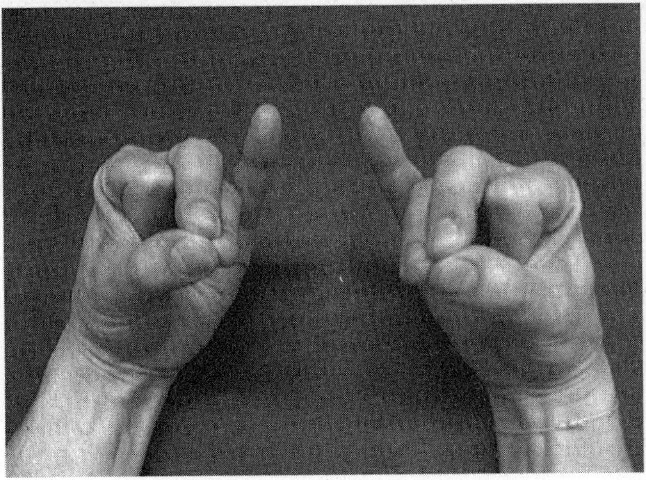

Hände:	links oder rechts, beide
Beschreibung:	Zeigefinger auf den Daumenballen, Mittel- und Ringfinger auf den Daumen, Kleinfinger bleibt gestreckt
Haltezeit:	3 Minuten, mindestens 7mal täglich, Mindestabstand 1 Minute
Im akuten Fall:	10 Minuten, mindestens 10mal täglich, Mindestabstand 1 Minute
Nutzen:	stärkt die Gehirn- und Herzintegration, balanciert die Organe und die emotionale Komponente des Atemreflexes, beugt Panikattacken vor und baut Panikattacken in Verbindung mit Herzimbalancen ab

Die Ionisation

Es ist eine Tatsache, daß in einem balancierten Körper die Priorität des Einatmens alle 20–25 Minuten von einem Nasenloch zum anderen wechselt. Bei Schnupfen ist dieser Wechsel spürbar. Liegt die Priorität der Einatmung beim linken Nasenloch, strömt ein positiver Ionenstrom über die linke Schädelhälfte die Wirbelsäule hinunter. Wechselt die Priorität des Einatmens zum rechten Nasenloch, strömt ein negativer Ionenstrom über die rechte Schädelhälfte die Wirbelsäule hinunter.

Ist der Wechsel gestört, kann er fundamentale Imbalancen im Körper hervorrufen, wie zum Beispiel Wetterfühligkeit.

Die wichtigsten Aufgaben der Ionisation:

- Sie regelt unsere Organuhr und ist zuständig für das sogenannte Jetlag, das durch das Überspringen mehrerer Zeitzonen bei Fernflügen entsteht.
- Sie hat einen Effekt auf unseren inneren Kompaß, besser bekannt unter dem Namen Zirbeldrüse (Epiphyse).

Sechzig Prozent der funktionellen Störungen – also die »kleinen Zipperlein« – sind auf eine schlecht funktionierende Ionisation zurückzuführen.

Woran erkennen wir nun, ob unsere Ionisation funktioniert? Wenn ein Nasenloch immer verstopft ist, obwohl wir keinen Schnupfen haben, liegt eine Imbalance der Ionisation vor. Wir spüren den Wechsel der Ionisation, denn einmal fühlt sich das rechte und nach zirka einer halben Stunde das linke Nasenloch verstopft an.

Eine balancierte Ionisation bedeutet, daß beide Nasenlöcher offen sind und wir den Wechsel der Priorität des Einatmens *nicht* spüren.

98 Ionisation

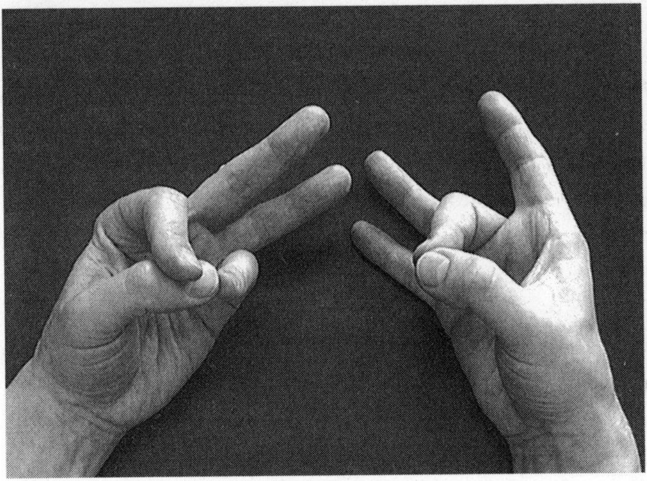

Hände:	links und rechts
Beschreibung:	*linke Hand:* Daumen und Kleinfinger zusammen, Zeigefinger auf erstes Daumengelenk außen; *rechte Hand:* Daumen und Mittelfinger zusammen
Haltezeit:	5 Minuten, mindestens 5mal täglich, Mindestabstand 4 Minuten
Im akuten Fall:	7 Minuten, mindestens 5mal täglich, Mindestabstand 1 Minute
Nutzen:	balanciert das Metall-Element, gleicht das Feuer-Element aus und stärkt das Wasser-Element und fördert die Augenenergie
Geistiger Aspekt:	fördert unsere größte Stärke, die Sanftheit

Der Kloakal-Reflex

Kloake ist (seit der »Cloaca maxima« im alten Rom) die Bezeichnung für das meist unterirdische Abwasserkanalsystem. Bei bestimmten Tierarten wird der Ausführgang für die urinalen, analen und reproduktiven Organe Kloake genannt. Die Balance des Kloakal-Reflexes beim Menschen stärkt seine urinalen, analen und reproduktiven Organe.
In der Kinesiologie wird dieser Reflex durch einen Test im Kopf- und Beckenbereich überprüft. Für die Zentrierung des Körpers ist es wichtig, daß die Kopfbewegung (Schädel = Kranium) mit der Bewegung des Kreuz- und Steißbeins (Sakrum = Kreuzbein) synchronisiert ist. Dies geschieht durch den kraniosakralen Reflex. Getestet werden jeweils vier Punkte an der Körpervorderseite und an der Körperrückseite. Schwache vordere Reflexe sind akuten Imbalancen zugeordnet. Sind die hinteren Reflexpunkte schwach, handelt es sich um chronische Imbalancen.
Ähnlich wie bei der Ionisation hat der Kloakal-Reflex eine wichtige Bedeutung für die Gesundheit: Allergien, Süchte und Phobien, Legasthenie und andere Lernstörungen, aber auch Skoliose (seitliche Verkrümmung der Wirbelsäule) oder multiple Sklerose gehen immer einher mit einer Schwäche der Kloakal-Reflexe. Probleme mit dem Gleichgewicht, den Gelenken, den Ohren und den Augen können ebenfalls mit schwach ausgeprägten Kloakal-Reflexen zusammenhängen. Deshalb ist es günstig, wenn neben den herkömmlichen Behandlungsmethoden gleichzeitig die Kloakal-Reflexe von einem entsprechend ausgebildeten Kinesiologen balanciert werden. Die Unterstützung des Kloakal-Reflexes läßt uns andere Therapien besser »verdauen«.

99 Kloakal-Reflex

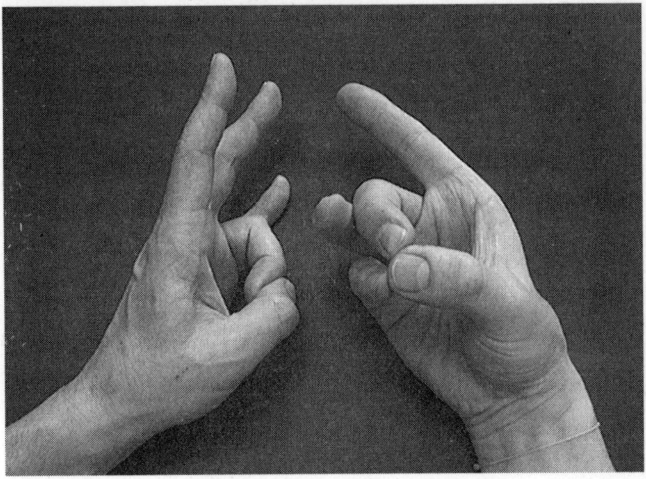

Hände:	links und rechts
Beschreibung:	*linke Hand:* Daumenglied auf Ringfingernagel, *rechte Hand:* Daumen, Mittel- und Kleinfinger zusammenlegen
Haltezeit:	5 Minuten, mindestens 4mal täglich, Mindestabstand 3 Minuten
Im akuten Fall:	9 Minuten, mindestens 10mal täglich, Mindestabstand 5 Minuten
Nutzen:	fördert den Gleichgewichtssinn und den kraniosakralen Reflex, stärkt die Konzentrationsfähigkeit und die Verdauung
Geistiger Aspekt:	Freude und Kreativität leben

Das Kiefergelenk

Etwa achtzig Prozent der Nerven gehen durch das Kiefergelenk zum Gehirn. Durch unsere Kaubewegungen wird vom Kiefergelenk ein Reflex zum Becken hin ausgelöst. Ist das Kiefergelenk nicht in der Balance, findet dieser Reflex entsprechend stark gestört oder gar nicht statt.

Die meisten Menschen wissen gar nichts davon, daß ihr Kiefergelenk nicht einwandfrei funktioniert und einer Balance bedarf. Solange das Kiefergelenk nicht laut knirscht, knackt oder kracht, bemerken das die wenigsten. Manche schlagen sich ein halbes Leben lang mit Darmproblemen herum, und niemand kommt auf die Idee, daß es hier einen Zusammenhang mit dem Kauapparat geben könnte. Doch viele Menschen sind ihre Darmbeschwerden los, nachdem das Kiefergelenk entsprechend behandelt wurde. Solche Imbalancen aufzuspüren, obliegt dem Kieferorthopäden. Bei einer zahnärztlichen Routineuntersuchung wird nicht darauf geachtet.

Imbalancen des Kiefergelenks deuten auf jeden Fall auf Probleme mit dem Metall-Element hin. Wenn der Körper schon beim Kauen der Nahrung Streß hat, wirkt sich das in weiterer Folge im Dickdarm aus. Nicht unbegründet haben wir schon in der Schule gelernt: Die Verdauung beginnt im Mund.

Das Kiefergelenk wird viele tausendmal während des Tages bewegt. Wir führen Kau- und Sprechbewegungen mit einem nicht gut funktionierenden Kiefergelenk aus und merken es nicht. Mit jedem Öffnen und Schließen bringen wir unseren Körper immer mehr aus der Balance. Der Körper zeigt Beschwerden (zum Beispiel Fuß-, Knie- oder Gelenkprobleme), die ihre Ursache aber im Kiefergelenk haben. In diesem Fall wird die Behandlung der schmerzenden Stelle keinen bleibenden Erfolg bringen.

Die Balance des Kiefergelenks

Mudras sind nur ein Teil einer Behandlung. Entsprechende Übungen, wie sie auch in unseren Anfängerkursen gelehrt werden, steigern die Energie in dem geschwächten Bereich. Ist die Energie im Kiefergelenk stabil, benötigen wir als nächstes die Beratung eines entsprechenden Fachmannes, etwa eines Kieferorthopäden.

Hinweis für Träger von Zahnspangen: Die energetische Unterstützung des Kieferbereiches bringt oft eine Verkürzung der Tragezeit mit sich! Falls Sie zu jenen Menschen gehören, bei denen sich trotz Zahnspange nichts oder nur sehr wenig bewegt, empfehle ich unbedingt den Besuch bei einem entsprechend ausgebildeten Kinesiologen. Aber bitte achten Sie darauf, daß Sie ein Übungsprogramm als »Hausaufgabe« erhalten, denn die *Bewegung* stabilisiert die Energie des Kiefers, die Behandlung selbst gleicht nur für den Moment aus.

100 Kiefergelenk

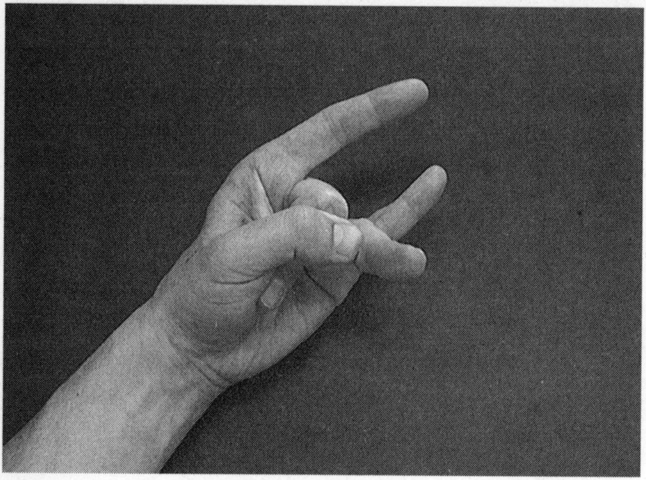

Hände:	links oder rechts
Beschreibung:	Mittelfinger an den Daumenballen, Daumennagelspitze an zweites Ringfingerglied mittelfingerseitig
Haltezeit:	5 Minuten, mindestens 5mal täglich, Mindestabstand 5 Minuten
Im akuten Fall:	10 Minuten, mindestens 5mal täglich, Mindestabstand 2 Minuten
Nutzen:	stärkt den kraniosakralen Reflex, die Kloakal-Reflexe und das Kiefergelenk, fördert das Wasser- und Holz-Element, unterstützt die Menses durch den Yin-Anteil der sexuellen Kraft
Geistiger Aspekt:	Verbindung von oben und unten (von Himmel und Erde)

Die Organuhr

In meinem Kinesiologie-Buch habe ich die Organuhr schon sehr ausführlich beschrieben. Trotzdem will ich sie Ihnen hier wegen ihrer Wichtigkeit nochmals vorstellen. Ein Tag hat 24 Stunden, der Mensch verfügt über zwölf Meridiane. Jede dieser Energiebahnen hat zwei Stunden pro Tag ihre »Maximalzeit«. Das bedeutet, daß der Meridian zu dieser Zeit am aktivsten ist. Daraus leitet sich die innere Uhr, auch Organ- oder Meridianuhr genannt, ab.

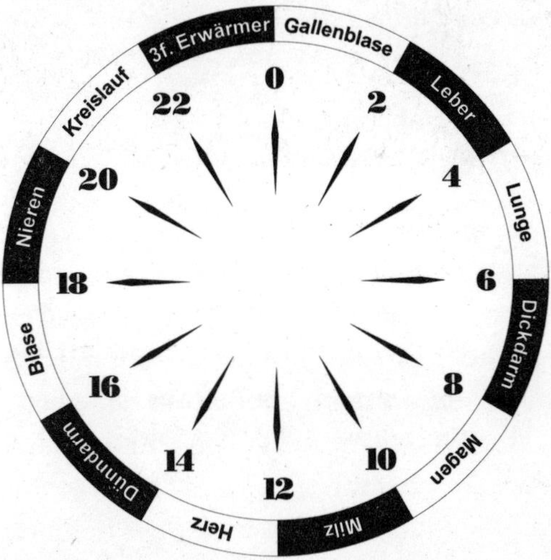

Wie nützt uns diese Information?

Wenn die Organuhr in der Balance ist, kommen wir gut durch den Tag. Wir sind am Tag wirklich wach und abends zur entsprechenden Zeit müde und können gut schlafen. Morgens finden wir leicht aus dem Bett.

Meines Erachtens gibt es keine Tag- und keine Nachtmenschen, wie oft behauptet wird, sondern nur Menschen mit einer intakten oder aber verdrehten Organuhr. Wir müssen lernen, nicht gegen unsere innere Uhr zu leben, sondern uns nach ihr zu richten. Dadurch schwingen wir mit der Energie der Meridiane und können selbst optimal die Kraft des Tages, die Gunst der Stunde nutzen.
Ich betone nochmals die Bedeutung der Organuhr, denn ihr Verstelltsein kann für den Menschen gravierende Folgen haben! Vielleicht erkennt der eine oder andere sich selbst in der nachfolgenden Geschichte.

Die Leichtigkeit des morgendlichen Aufstehens

Der Tag beginnt – Zeit zum Aufstehen! Doch zu diesem Zeitpunkt würden viele von uns lieber sterben als aufstehen. Aus den »nur noch fünf Minuten« werden oft mehrere Viertelstunden. Aber es hilft nichts – wir müssen raus aus dem Bett! Stehen wir dann endlich auf den Beinen, tasten wir noch eine Weile ganz verschlafen herum und kommen nur langsam in Schwung.
Während dieser halben Bewußtlosigkeit nehmen wir uns zum x-ten Mal ganz fest vor, abends zeitig ins Bett zu gehen. Der Wunsch ist groß, endlich einmal am Morgen ausgeschlafen zu sein. Doch es bleibt bei dem Vorsatz, denn am Abend steht uns der Sinn nicht mehr nach frühem Zubettgehen.
Wenn wir dieses Problem haben, ist unsere innere Uhr, also die Organuhr, verschoben.

Jetlag

Wenn wir von einem Kontinent zum anderen fliegen, verschiebt sich nicht nur die Zeit, sondern auch unsere innere Uhr. Oft brauchen wir zwei bis drei Tage, bis wir diesen Jetlag überwunden haben und unser Körper zeitlich angepaßt ist.
Bei Menschen, die geschäftlich viel reisen, bringt das natürlich Leistungstiefs mit sich. Die innere Uhr muß sich öfter im Monat umstellen und zehrt an unserer Lebenskraft, wenn wir ihr bei der Umstellung nicht helfen.
Besonders betroffen sind Schichtarbeiter und Flugpersonal auf Langstreckenflügen.

Wie stellen wir die innere Uhr so ein, daß wir bei der Ankunft nicht nur äußerlich, sondern auch innerlich pünktlich landen?
Mit Kinesiologie balancieren wir den Körper auf die bevorstehende Umstellung ein und finden ein spezielles Übungsprogramm, das vor und nach dem Flug durchgeführt werden muß. Während des Fluges halten wir die entsprechenden Mudras – und schon sind wir in der Lage, zur Zeit der Landung mit unserer inneren Uhr richtig eingestellt zu sein. Das bedeutet: kein Jetlag, kein Leistungseinbruch, kein verlorener Urlaubstag.

Hinweis: Ich betone nochmals, daß es keine allgemein gültige Rezeptur dafür gibt! Das Einstellen der Organuhr hängt von der individuellen Balance ab, die in Einzelsitzungen bei entsprechend ausgebildeten Kinesiologen stabilisiert werden kann.

101 Jetlag – die innere Uhr balancieren

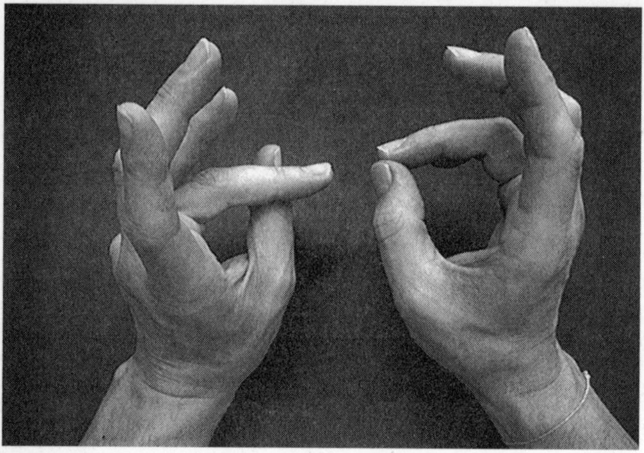

Hände:	links und rechts
Beschreibung:	*linke Hand:* Daumennagelfalz zeigefingerseitig auf erstes Ringfingergelenk kleinfingerseitig; *rechte Hand:* Daumen und Ringfinger zusammen
Haltezeit:	5 Minuten, mindestens 5mal täglich, Mindestabstand 4 Minuten
Im akuten Fall:	20 Minuten, mindestens 4mal täglich, Mindestabstand 10 Minuten
Nutzen:	stabilisiert die Gelenke, die Wirbelsäule, das Immunsystem und die Atmung, fördert die Herzintegration und unterstützt das Wasser-Element
Geistiger Aspekt:	unabhängig sein, um in der Natur stabil zu sein; den Wesenskern behalten

Der autonome Bewegungsreflex

Wir haben einen angeborenen autonomen Bewegungsreflex, der vor allem von der Atmung gesteuert wird. Bewegung heißt atmen, Nichtbewegung heißt nicht atmen. Bewegung ist Leben, Stillstand ist Tod.

Der Bewegungsreflex funktioniert autonom. Wenn wir schlafen, werden alle wichtigen Organfunktionen aufrechterhalten. Wir müssen uns nicht um den Herzschlag und den Blutkreislauf kümmern. Wir atmen automatisch, und der Verdauungsapparat funktioniert von allein. Wäre dem nicht so, würde uns ein einziger unbewußter Augenblick das Leben kosten.

Je mehr wir nun den natürlichen Bewegungsreflex des Körpers aktivieren, desto besser kann er den Organismus versorgen und alle Körperfunktionen aufrechterhalten.

Je weniger wir uns bewegen, desto träger wird der Körper in seinen Funktionen, und wir leben von der Substanz. Wie lange können wir das tun, ohne »zur Kasse« gebeten zu werden und darunter zu leiden?

102 Autonomer Bewegungsreflex

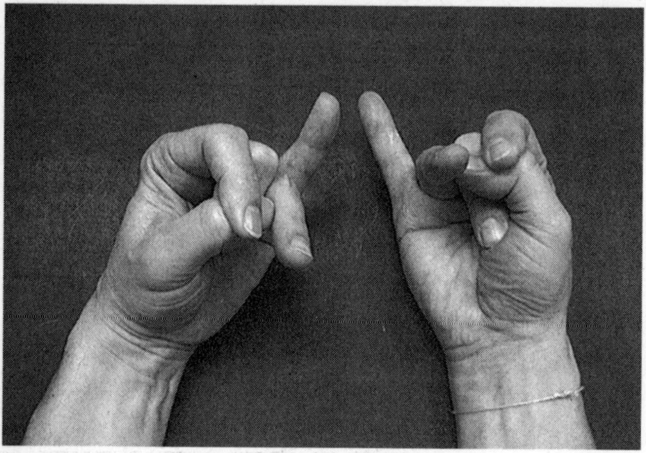

Hände:	links oder rechts, beide
Beschreibung:	Mittelfinger an den Daumenballen, Daumennagelspitze an zweites Ringfingerglied mittelfingerseitig, Zeigefingerbeere vor erstes Daumengelenk
Haltezeit:	5 Minuten, mindestens 3mal täglich, Mindestabstand 4 Minuten
Im akuten Fall:	13 Minuten, mindestens 5mal täglich, Mindestabstand 3 Minuten;
Nutzen:	unterstützt den autonomen Bewegungsreflex und das Immunsystem, hilft bei Migräne, balanciert die Sehnen, fördert die Gehirn- und Herzintegration, stärkt die sexuelle Energie
Geistiger Aspekt:	Ruhe und Dynamik in der Balance haben

Der autonome Selbstheilreflex

Die Selbstheilung wird vor allem durch den autonomen Bewegungsreflex unterstützt und genährt. Die Selbstheilreflexe sind so fein, daß sie in jeder einzelnen Zelle wirken. Die Kraft zur Selbstheilung geht weit in das Zellgedächtnis des Körpers hinein – denn woher weiß der Körper zum Beispiel bei größeren Verletzungen, wie die Originalform war und wie alles wieder zusammenwachsen muß, damit die Funktionen wiederhergestellt sind?

Wenn wir uns etwa die Fingerkuppe abschneiden, tritt das Selbstheilungssystem sofort in Kraft. Durch die im Blut enthaltenen Substanzen wird zunächst ein Wundverschluß ermöglicht. Der weitere Heilungsprozeß besteht darin, daß mit der Zeit an dieser Stelle Fingerkuppenzellen gebildet werden. Könnte sich der Körper nicht daran erinnern, was dort hingehört, würden uns dort vielleicht Haare wachsen oder Zellen der Leber oder andere unpassende Dinge.

Der autonome Selbstheilreflex ist immer wieder bemüht, uns am Leben zu erhalten, Verletzungen auszumerzen und Organschwächen zu kompensieren. Wir tun leider zu oft alles mögliche, um ihn an seiner Arbeit zu hindern.

Körperliche Beschwerden, die trotz moderner Medizintechnik nicht kurierbar sind, treten immer häufiger bei Menschen jeden Alters auf. Die Wissenschaft spricht von funktionellen Störungen, von psychosomatischem Syndrom und vegetativer Dystonie. Damit sind all jene Disharmonien gemeint, bei denen die Schulmedizin wenig echte Hilfe anbieten kann. Sie alle haben eines gemeinsam: Der Bewegungsreflex des Körpers ist aus der Balance, und das zeigt er durch unspezifische Reaktionen, »kleine Wehwehchen«. Sie entstehen unter anderem durch psychische Probleme und emotionale Überwältigung, die eventuell erst Jahre später zu Krankheiten führen.

Merke: Durch die richtige Bewegung fördern wir den Bewegungsreflex des Körpers und unterstützen auf diese Weise seine Bestrebungen zur Selbstheilung.

Die Nahrung für den autonomen Bewegungsreflex und den autonomen Selbstheilreflex ist *Bewegung.* Wir können mit Mudras viele Systeme immer wieder unterstützen. Aber bloß sitzen und Mudras halten, ist nur die halbe Balance, weil sie nur die *innere* Bewegung betreffen. Yin und Yang müssen auch im Menschen gleichmäßig bewegt sein, daher brauchen wir unbedingt auch die *äußere* Bewegung des Körpers in Form von entsprechenden Übungen.

103 Autonomer Selbstheilreflex

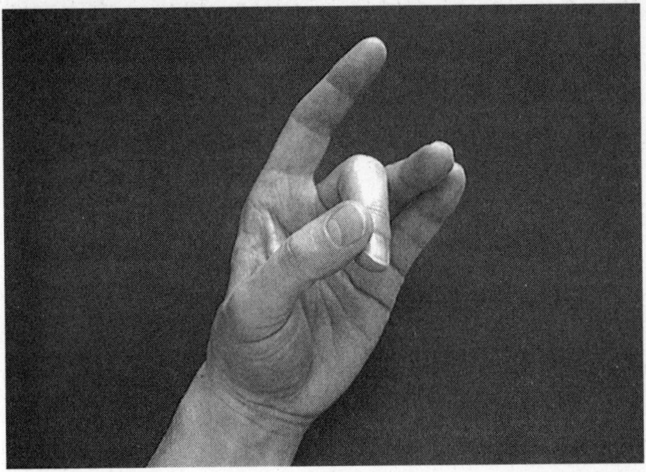

Hände:	links
Beschreibung:	Daumenbeere auf erstes Mittelfingerglied zeigefingerseitig
Haltezeit:	5 Minuten, mindestens 7mal täglich, Mindestabstand 2 Minuten
Nutzen:	unterstützt den autonomen Selbstheilreflex und das Kiefergelenk, balanciert das Immunsystem, das 4. Chakra und das Metall-Element
Kombination:	mit Mudra 52 – schmerzende Krampfadern (siehe Mudra-Buch 1, Seite 184)
Erweiterter Nutzen:	unterstützt die Gelenke und die Verdauung, fördert die Kraft in den Zähnen
Geistiger Aspekt:	»to surrender« – wer Kraft hat, kann auch nachgeben

Selbstheilung und Schmerzen

Wie bereits gesagt – der Körper ist ein sich selbst balancierendes, autonomes Überlebenssystem. Er *will* überleben – ob wir wollen oder nicht!

Um zu überleben, schaltet er Energiesysteme, die besonders gestreßt sind, ab. Diese Systeme sind leer und können so den Körper nicht mehr durch Schmerzen stressen.

Wenn wir uns eines Tages endlich besinnen und dem Körper durch vernünftige Ernährung, Übungen und Mudras helfen, wieder zu Kräften zu kommen, kann er diese Energie zum Heilwerden einsetzen. Das wird als *Selbstheilungskraft* bezeichnet.

Nun passiert es aber, daß wir Schmerzen bekommen, wenn der Körper ein leeres System mit Energie auffüllt. Dies ist sogenannter *Heil*schmerz, der uns auf keinen Fall vom Weitermachen abhalten darf. Wir balancieren weiter, bis der schwache Bereich vollständig und anhaltend mit Energie versorgt ist. Dann verschwindet auch der Schmerz.

Wenn wir vorzeitig aufhören, ist auch der Schmerz zunächst verschwunden. Das wäre jedoch eine Balance durch Vermeidung. Der Körper kann seinen Schmerz nicht zeigen, weil er dazu keine Energie hat. Wir leben in einer Illusion und glauben, alles sei in Ordnung. Wie lange dürfen wir uns in der falschen Sicherheit wiegen?

Aus diesem Grund ist die Unterscheidung zwischen *Schmerz-Schmerz* und *Heil-Schmerz* wichtig. Beides tut gleich weh, doch Schmerz-Schmerz zeigt uns ein Symptom und Heil-Schmerz geht in Richtung Heilen.

Der Lungen-Meridian

Alles im Leben hat – wie gesagt – eine Auswirkung auf die Atmung. Was immer uns begegnet, stellt zunächst eine Konfrontation dar. Die Balance des Lungen-Meridians erleichtert und fördert die Konfrontationsfähigkeit.
Die Atmung ist wichtig, um das, womit uns das Leben konfrontiert, auch zu verdauen. Der Lungen-Meridian ist die physiologisch fördernde Energie für das Organ Lunge. Er stellt sicher, daß uns die Luft beim Verarbeiten von Emotionen und anderer Eindrücke nicht ausgeht.
Ist der Lungen-Meridian nicht in der Balance, muß der Körper aus sich heraus atmen. »Es atmet mich« funktioniert nicht mehr, daher muß der Körper selbst die Atmung forcieren, damit wir am Leben bleiben. Das Atmen fällt uns schwer, die Herzfrequenz nimmt zu, der Blutkreislauf ist instabil.
Eine funktionierende Atmung ist so wichtig, daß der Lungen-Meridian unter den Basissystemen unserer Selbstheilkräfte eine besondere Stellung hat.

104 Lungen-Meridian

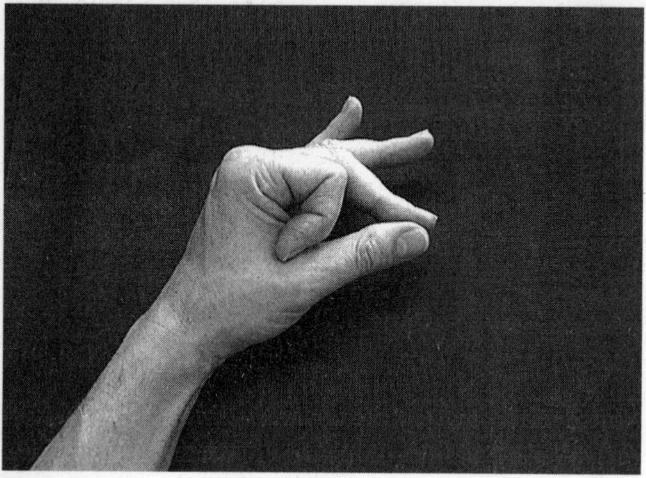

Hände:	links
Beschreibung:	Daumen und Mittelfinger zusammen, Zeigefinger in Daumengrube
Haltezeit:	4 Minuten, mindestens 4mal täglich, Mindestabstand 1 Minute
Im akuten Fall:	4 Minuten, mindestens 10mal täglich, Mindestabstand 1 Minute
Nutzen:	fördert die Regenerationsfähigkeit und die Herzintegration, baut Essenssüchte ab, unterstützt die Atmung und die Ionisation
Geistiger Aspekt:	Leben – ich flüchte nicht in eine Krankheit

Die Gehirnintegration

Unser Gehirn besteht aus zwei Hälften. Der linken Seite sind die analytischen Fähigkeiten, der rechten Seite sind die intuitiven Fähigkeiten zugeordnet.
Beide Hirnhälften sind durch ein Bündel von Nervenfasern, den sogenannten »Balken« (Corpus callosum), verbunden. Die beiden Großhirnhemisphären sollten immer gleichzeitig arbeiten, wie es bei optimaler Gesundheit der Fall ist.
Im Laufe unseres Lebens wechseln wir oft die Dominanz der Gehirnhälften. Das heißt, das eine Mal führt die rechte Seite, ein anderes Mal hat die linke Gehirnhälfte das Sagen. Irgendwann manifestiert sich eine Dominanz – wir sind dann mehr analytisch oder mehr intuitiv denkend ausgerichtet.
Wenn wir im Laufe des Lebens eine ausgeprägte Dominanz einer Gehirnhälfte entwickeln, gedeihen damit gleichzeitig bestimmte Neigungen und Unausgewogenheiten. Wir besitzen aber auch die Fähigkeit, mit beiden Gehirnhälften gleichzeitig ein Problem mühelos zu überdenken. Diese »Kunst« gilt es zu fördern.
Denn eine »eingefrorene Dominanz«, also die Unfähigkeit, von rechts auf links und umgekehrt umzuschalten, führt zu festgefahrenen Meinungen, die wir nicht unbedingt begründen können. Aber wir beharren darauf, koste es, was es wolle.

105 Gehirnintegration

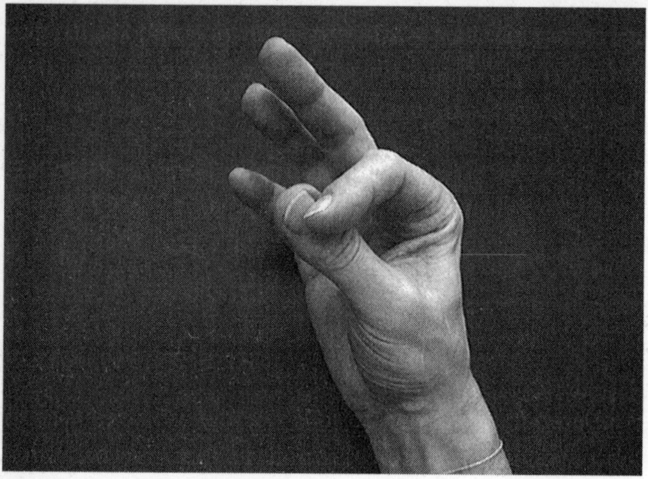

Hände:	rechts
Beschreibung:	Daumennagelfalz zeigefingerseitig unter erstes Zeigefingerglied mittelfingerseitig
Haltezeit:	5 Minuten, mindestens 3mal täglich, Mindestabstand 2 Minuten
Im akuten Fall:	7 Minuten, mindestens 4mal täglich, Mindestabstand 2 Minuten
Nutzen:	unterstützt die Atmung sowie die Gehirn- und Herzintegration, fördert die Flexibilität im Holz-Element und die Konzentration im 6. Chakra
Geistiger Aspekt:	Wachsen in der Lebenskraft

Die Herzintegration

In der Kinesiologie gibt es den Begriff des zweiten Gehirns, der auch Herzintegration genannt wird. Sie, liebe Leser, kennen vielleicht die Bezeichnung, »halbherzig« oder »nur mit halbem Herzen dabei« zu sein, wenn wir etwas tun, hinter dem wir nicht voll und ganz stehen oder wozu wir eigentlich keine Lust haben.

Das Fatale an einem nicht integrierten Herzen ist, daß wir unsere Halbherzigkeit nicht fühlen. Wenn sich eine Herzhälfte energetisch abschaltet, ist die Energie nicht mehr vorhanden. Eine Energie, die wir nicht haben, können wir auch nicht spüren.

Könnten wir unsere Halbherzigkeit wahrnehmen, würden wir sofort etwas ändern. Da das jedoch nicht so ist, leben wir die Halbherzigkeit über viele Jahre, ohne daß sie uns bewußt ist.

Fehlende Herzintegration führt zu bestimmten Störungen, für die es keine klinisch nachweisbare Ursache gibt. Dazu gehören Extrasystolen, Herzrasen oder Herzrhythmusstörungen. Sie tauchen plötzlich auf und verschwinden ebenso schnell wieder.

Die Integration unserer beiden Herzhälften ist in erster Linie vom Denken, Fühlen, Sprechen und vom Essen abhängig.

In der taoistischen Medizin gibt es eine Verbindung zwischen Organ und Sinnesorgan. Die Zunge als Sprechorgan hängt mit dem Herzen zusammen. Wenn ein Mensch viel redet, sagt der Volksmund, daß er sein Herz auf der Zunge trägt.

Wenn Menschen Dinge essen, die das Feuer-Element zu groß werden läßt, müssen sie zwanghaft viel und schnell reden. Damit schalten sie ihre Herzenergie noch mehr ab. Aus dem Sprechen wird hohles Gerede, und täglich auch nur zehn Minuten den Mund zu halten ist für diese Leute unmöglich.

Ein Beispiel: Während der *Erlebniswoche,* die wir einmal jährlich in unserem Kinesiologie-Zentrum durchführen, beginnt der Tag für die Gruppe um 7 Uhr. Wir turnen, meditieren, laufen und frühstücken – und das alles schweigend! Das erste Wort wird um 9.30 Uhr zu Kursbeginn gesprochen.
In den ersten Tagen ist es für manche Teilnehmer wirklich schwer, nichts zu sagen. Andere halten die Stille nicht aus, weil sie das Schweigen als gespannte Atmosphäre empfinden. Doch ab dem dritten Tag haben sich dann meist alle daran gewöhnt.
Es war sogar schon möglich, Kindern im Alter von zweieinhalb Jahren das morgendliche Schweigen beizubringen. Wie? Ganz einfach – Vorbild sein!

Der Unterschied zwischen einem lauten und einem stillen Morgen wird erst zu Hause bewußt. Wenn wir einmal eine Woche lang die Stille am Morgen erlebt haben und dann zu Hause gleich nach dem Aufstehen mit Gequassel konfrontiert werden, fehlt uns etwas: nämlich die Kommunikation mit uns selbst, die, wie bereits ausgeführt, nur in der Stille stattfinden kann.

Wie kommt es dazu, daß wir Stille und Schweigen als gespannte Atmosphäre empfinden?
In vielen Haushalten wird nur geschwiegen, wenn einer auf den anderen böse ist. Dann herrscht betretenes Schweigen. Wenn wir nun in einer Gruppe Schweigen üben, erinnert uns diese Stille zunächst an die angespannten Situationen daheim.
Wenn wir uns das jedoch bewußt machen, wird Stille zu einem Auftakt der schönsten Kommunikation, die wir führen können – das Gespräch mit unserem Inneren.

Im »I Ging« wird die Beziehung zwischen Essen und Sprechen sehr schön beschrieben: Das Essen ist eine Bewegung von außen nach innen. Das Sprechen ist eine Bewegung von innen nach außen. Beide ergänzen einander.
So wie wir essen, reden wir. Der große Lehrer Sai Baba sagt zu Recht: »Mäßigkeit im Essen und Sprechen, im Wünschen und Wollen machen ein ruhiges, freundliches und gesundes Leben.«
Die Vorgänge der Halbherzigkeit sind feinenergetische Prozesse, die sich im Verhalten der Menschen zeigen. Sie sind mit klinischen Meßmethoden nicht nachweisbar. In der Kinesiologie gibt es aber sicht- und fühlbare Tests und hervorragende Balancemöglichkeiten und Übungen zur Herzintegration.

106 Herzintegration

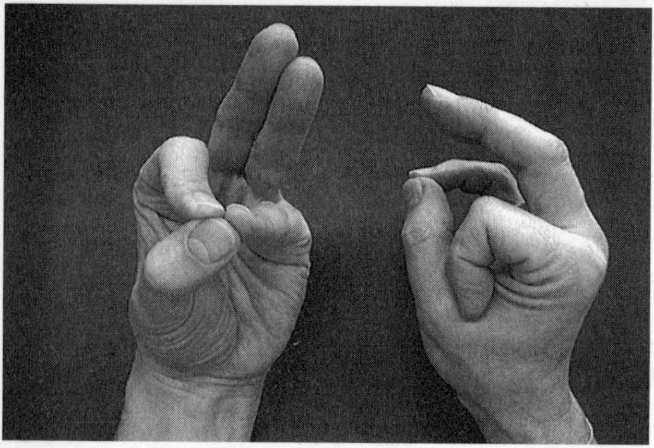

Hände:	links und rechts
Beschreibung:	*linke Hand:* Daumen, Zeige- und Kleinfinger zusammen; *rechte Hand:* Daumen und Kleinfinger zusammen, Zeigefinger in die Daumengrube
Haltezeit:	5 Minuten, mindestens 4mal täglich, Mindestabstand 4 Minuten
Im akuten Fall:	8 Minuten, mindestens 6mal täglich, Mindestabstand 2 Minuten
Nutzen:	stärkt die Herzintegration und Gelenke, balanciert die sexuelle Energie, fördert die Intuition, stärkt das Gedächtnis und das Immunsystem
Geistiger Aspekt:	Der Weg der Ausdauer – wenn Dinge nicht so laufen, wie sie sollten, ist es natürlich, Ausdauer zu entwickeln

Die Verbindung zwischen Gehirn und Herz

Es reicht nicht aus, daß Gehirn- und Herzhälften jeweils integriert sind. Gehirn und Herz müssen auch *miteinander* verbunden sein. Ein Bild der Gesundheit entsteht, wenn Gehirn und Herz integriert *und* verbunden sind.

Die rechte Gehirnhälfte sollte mit der linken Herzhälfte, die linke Gehirnhälfte mit der rechten Herzhälfte in Verbindung stehen. Dann können wir nach dem Tao-Te-King leben, in dem es heißt: *Denken mit dem Herzen und fühlen mit dem Gehirn.*

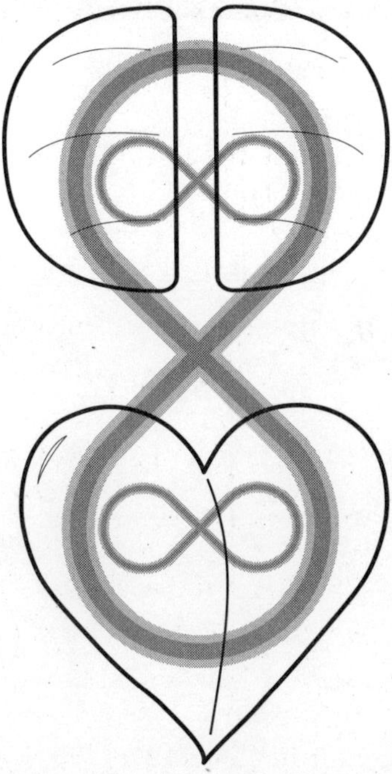

Das Gehirn ist die oberste Kommandozentrale, die die unzähligen Körperfunktionen steuert. Das Herz ist das Zentrum des wahren Wollens, des klaren Verstehens und des reinen Fühlens. Erfahrungen und Eindrücke gelangen über verschiedene Filter in unser Gehirn und werden in unserem Bewußtsein verarbeitet. Doch es gibt Momente in unserem Leben, in denen wir sogenannte überzeitliche Erkenntnisse gewinnen, die mit Worten nicht zu erklären und logisch nicht nachvollziehbar sind. Trotzdem wissen wir, daß sie richtig sind. Woher haben wir diese Überzeugung? Sie kommt allein aus dem Herzen.

105a Verbindung von Gehirn und Herz

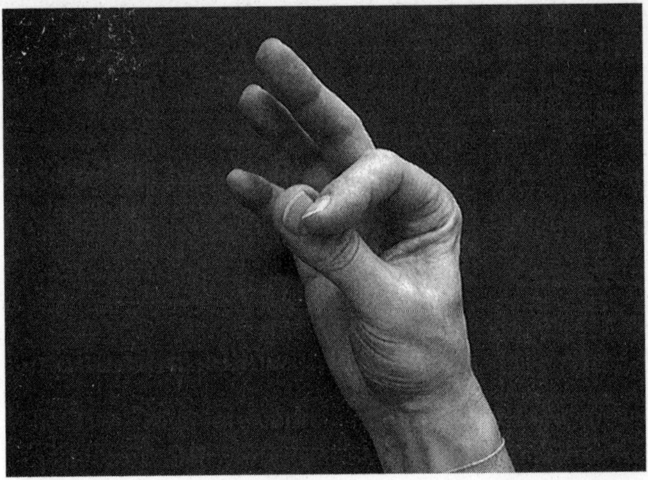

Hände:	rechts
Beschreibung:	Daumennagelfalz zeigefingerseitig unter erstes Zeigefingerglied mittelfingerseitig
Haltezeit:	7 Minuten, mindestens 4mal täglich, Mindestabstand 2 Minuten
Nutzen:	unterstützt die Atmung sowie die Gehirn- und Herzintegration, fördert die Flexibilität im Holz-Element und die Konzentration im 6. Chakra
Geistiger Aspekt:	Wachsen in der Lebenskraft

Die Chakras

Chakra ist ein Sanskrit-Wort und bedeutet Kreis oder Rad. Als Chakras werden die wichtigsten Energiezentren unseres Körpers bezeichnet. Sie sind autonom und stehen miteinander in Wechselwirkung. Die ayurvedische Medizin nennt sie auch Energieorgane. Die sieben Chakras befinden sich in vertikaler Anordnung entlang der Wirbelsäule und im Kopfbereich. Sie können physisch oder durch Meditation balanciert werden. Generell heißt es in der indischen Philosophie: Die Energie der Chakras kommt von Gott.

Die Chakras werden von unten nach oben gezählt. Die ersten fünf der insgesamt sieben Chakras beinhalten auch die fünf Elemente.

Ich erwähne diese feinen Energiezentren nur deshalb, weil einige Mudras dieses Buches Chakras balancieren. Für unsere Anwendung hier genügt es zu wissen, daß es sie gibt und daß sich jeder Mensch damit befassen sollte.

In Indien kann man an bestimmten Universitäten Chakrawissenschaft studieren. Sie ist genau definiert und hat nichts mit einem Glaubenssystem zu tun.

Wenn bei uns über Chakras gesprochen wird, begeben sich viele in einen mystischen Bereich, und der Sachverstand fehlt. Viele Bücher über Chakras führen eher in die Irre als in die Klarheit. Aus diesem Grund entstand mein Kurs

Die Chakras werden lebendig.

Er vermittelt den Teilnehmern sowohl ein detailliertes Wissen über diese Energiezentren als auch die Fähigkeit, ihre Chakras einfach und klar durch innere und äußere Arbeit zu balancieren und sie im täglichen Leben einzusetzen.

Unser Herz ist mehr als nur eine Pumpe

Am Beispiel des Herz-Chakras lassen sich Probleme mit dem Herz gut beschreiben.
Philosophisch betrachtet ist das Herz-Chakra eine Ebene, auf der Schulmedizin und energetische Medizin einander begegnen können. Warum? Das Herz-Chakra (Herz) ist im Metall-Element (Lunge) beheimatet und wirksam.
Die Schulmedizin sagt, das Herz muß für ein gesundes Leben stark und kräftig sein. Die energetische Medizin sagt, durch die Atmung entwickelt sich die Lebenskraft.

Wenn Menschen Herzanfälle haben, steht ihnen Angst und Panik ins Gesicht geschrieben. Das sind die Auswirkungen eines blockierten Metall-Elements. Sie haben nichts mit dem Feuer-Element zu tun, sondern der Mut von der Lunge fehlt.
Das Herz ist dem *Feuer* zugeordnet. Das Feuer kann aber nur ruhig brennen, wenn Luft und Holz in ausreichender Menge vorhanden sind. Das ausgewogene Zusammenspiel der verschiedenen Elemente und der dazugehörigen Chakras ist sehr wichtig für eine gute, stabile Gesundheit.
Damit das Herz richtig arbeiten kann, müssen Holz-, Feuer- und Metall-Element in der Balance sein. Wir haben dadurch Mut im Herzen. Es ist nicht der Mut, der uns draufgängerisch alles anpacken, ändern oder zusammenschlagen läßt. Es ist jener Mut, der uns zum Beispiel zurückstehen und schweigen läßt.
Ist das Herz in der Balance, empfinden wir Freude. Über Freude und die kleine immerwährende Flamme in unserem Herzen, die konstant brennt und nicht von äußeren

Erscheinungsformen abhängig ist, habe ich schon an anderer Stelle in diesem Buch geschrieben. Da ich Freude und Disziplin als sehr wichtige Qualitäten betrachte, komme ich hier nochmals darauf zurück.
Das Wort Disziplin ist in unserer Gesellschaft leider sehr negativ besetzt, weil es mit dem autoritären, militaristischen Erziehungsstil der Vergangenheit in Verbindung gebracht wird. Viele Menschen haben aber zuwenig Selbstdisziplin. Wenn wir uns jedoch selbst disziplinieren können, müssen wir nicht von anderen Menschen, etwa Eltern, Lehrern, Ärzten, oder Gegebenheiten wie Krankheit oder Leidensdruck diszipliniert werden.

Sie kennen meine Sichtweise:
Disziplin ist eine Freude, die beim Herzen wohnt.
Ein Leben ohne Disziplin ist wie ein Leben ohne Freude.

Wir bereiten jemandem eine Freude, indem wir ihm das Große und Tolle schenken, das er sich schon so lange wünscht. Nun beobachten wir, wie lange sich dieser Mensch freut. Bei Kindern dauert es nur zwei bis fünf Minuten, bis die Begeisterung abgeklungen ist und der nächste Wunsch ausgesprochen wird.
Die Erfüllung des Wunsches bringt meistens nicht die Freude, die mit der immerwährenden Flamme gleichzusetzen ist. Vielmehr ist sie ein Flash, der eine kurzfristige Bewegung in uns verursacht, die nichts zur Förderung des Menschseins beiträgt. Wir haben weder Disziplin noch die wahre Freude in großen Teilen der Gesellschaft verankert.
Daß funktionelle Störungen im Bereich des Feuer-Elements immer mehr zunehmen, erkennt man daran, daß bereits

Kinder Kreislaufstörungen und Schwindelanfälle haben. Manchmal wird einem Menschen nach einer eingehenden Untersuchung beste Gesundheit bescheinigt. Trotzdem kann es vorkommen, daß bald darauf sein Herz einfach zu schlagen aufhört. Wie kann das passieren?
Feinenergetisch ist eine fehlende Herzintegration die Ursache. Die Halbherzigkeit wurde zu lange gelebt. Sie kann zum Tod führen, obwohl keinerlei Anzeichen organischer Störungen vorliegen.

Wie kommt es zu einem schwachen Feuer-Element?

Ein schwaches Feuer-Element entsteht, wenn unsere Ernährung immer mehr jene Substanzen enthält, die unsere Nebennieren aus der Balance bringen. Das sind Alkohol, Nikotin, Koffein und Zucker.
Zucker ist dabei der schädlichste Stoff, denn er wird rücksichtslos bereits den Babys eingeflößt. Und wenn wir glauben, wir meiden erfolgreich den Zucker, dann haben wir die »versteckten« Anteile nicht bedacht. Beispielsweise enthält Tomatenketchup zu vierzig Prozent Zucker.
Sogar in Lebensmitteln, die als »zuckerfrei« gekennzeichnet werden, sind Zuckerstoffe enthalten. Nur tauchen sie dann unter einem andern Namen auf, den der normal gebildete Mensch nicht als Zucker (auch Glukose genannt) erkennt – wie zum Beispiel Fructose, Sorbit, Mannit, Galaktose oder Maltose. Aber die fatale Auswirkung auf den Körper und das Verhalten eines Menschen ist im Prinzip die gleiche.

Die Nebennieren, die auf den Nieren und in der Nähe des Herzens sitzen, reagieren auf diese Substanzen besonders empfindlich. In der chinesischen Medizin heißt es: »Die Nebennieren kochen das Herz gar.« Mit anderen Worten: Das Feuer-Element wird überhitzt.
Die Nebennieren steuern die Ausschüttung der Streßhormone Adrenalin und Noradrenalin. Weiter haben sie eine direkte Beziehung zu unserer Hypophyse.
Werden die oben erwähnten Substanzen täglich konsumiert, sind die Nebennieren ständig aktiv. Es werden Streßhormone freigesetzt, die Blutwerte verschlechtern sich. Pilzwachstum wird durch Zucker gefördert, was wiederum eine Schwäche des Immunsystems zur Folge hat. Die Gehirnintegration und die Hypophyse funktionieren nicht mehr richtig, und auch die Hormonsteuerung ist betroffen. Bei Frauen kommt es zu Unregelmäßigkeiten und Schmerzen bei viel zu lang andauernder Menses. Symptome wie Depressionen, Migräne, Spannungszustände und Krämpfe sind an der Tages- bzw. Monatsordnung. Laut Statistik ist ein Siebentel der weiblichen Bevölkerung in Europa von diesem Problem betroffen.
Zucker trägt gleichfalls dazu bei, daß bei Männern die Schwächen im Urogenitalbereich auch immer mehr zunehmen.
Zucker ist meines Erachtens eine Droge und daher als Giftstoff zu bewerten. Zuckersüchtige gibt es überall, und die Droge Zucker ist zu jeder Tages- und Nachtzeit erhältlich. Essen wir etwas Süßes, muß der Körper den Zucker verdauen. Er stellt auch gleich Abwehrmechanismen bereit, um den nächsten Zuckerangriff zu überstehen. Findet dieser

aber nicht statt, übermannt uns ein Riesenappetit auf etwas Süßes.
Es ist jedem freigestellt, durch Einsicht und selbstauferlegte Disziplin diesen Kreislauf zu durchbrechen und maßvoll zu sein. Wir wollen den Körper statt durch Zucker mit Übungen regulieren. Mudras sind dabei hilfreich, noch besser unterstützt äußere Bewegung den Körper.

90a Zuckersucht

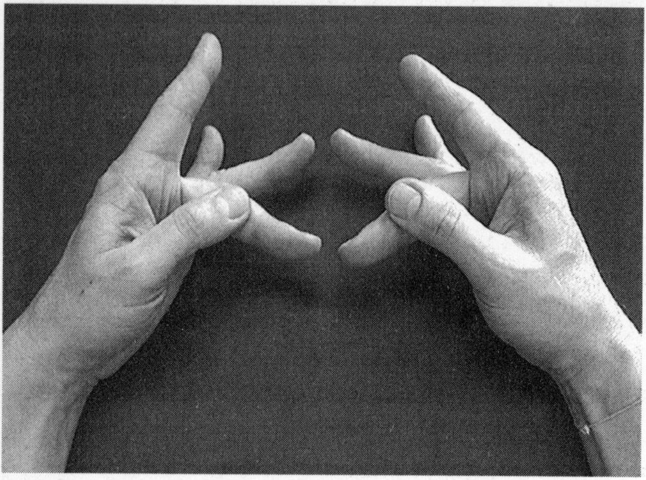

Hände:	links oder rechts, beide
Beschreibung:	Daumen auf zweites Mittelfingerglied zeigefingerseitig
Haltezeit:	5 Minuten, mindestens 5mal täglich, Mindestabstand 4 Minuten
Im akuten Fall:	20 Minuten, mindestens 4mal täglich, Mindestabstand 10 Minuten
Nutzen:	balanciert die Magen- und Milzenergie, unterstützt die Bauchspeicheldrüse bei der Zuckerverdauung, baut Streß ab und das Immunsystem auf, fördert die Atmung und Konzentration, entspannt den Schultergürtel
Geistiger Aspekt:	Heil sein ist natürlich

5. Kommunikation

Kommunikation – wie sie sein soll

Seitdem Kommunikation zum Gegenstand einer Wissenschaft wurde, findet keine echte, natürliche Kommunikation mehr statt. Wir sind in der Lage, über Telefon und Handy, Fax, Internet, E-Mail, Funk, Fernsehen und Pager in Sekundenschnelle mit der ganzen Welt Verbindung aufzunehmen. Trotzdem findet kein Austausch statt, weil wir Kommunikation falsch verstehen.
Wir denken dabei immer nur an Verständigung durch Zeichen und Sprache. Genau das ist Kommunikation nicht. Die wahre Kommunikation findet zu achtzig Prozent nonverbal durch unsere Körperenergie statt, nur zwanzig Prozent davon entfallen auf das gesprochene Wort.
Das gesprochene Wort ist immer nur eine Krücke, die wir benutzen, wenn unsere nonverbale Kommunikation noch nicht so entwickelt ist. Wir setzen dann die Sprache vorsichtig und erklärend ein.
Wir haben eine Empfindung und sagen: »Oh, ist das schön!« oder »Huch, ist das scheußlich!« Woher wissen wir, daß etwas schön oder scheußlich ist? Wir *empfinden* es so. Dies ist ein Beispiel dafür, daß die nonverbale Kommunikation ständig aktiv ist.

Wie funktioniert nonverbale Kommunikation?

Kommunikation beginnt immer in unserem sexuellen Zentrum im Wasser-Element. Gemeint sind damit die 95 Prozent heilender Organenergie, die die kreative Energie beinhalten und uns Empfindungen spüren läßt.

Wenn das sexuelle Zentrum in der Balance ist, sind wir eine starke, ausdrucksfähige Persönlichkeit. Wir treten in Erscheinung, und jeder weiß, was er mit uns machen und nicht machen kann.

Es gibt Menschen, denen man alles aufladen kann. Und es gibt andere, denen wir gar nicht erst mit Unzumutbarem zu kommen brauchen. Woher wissen wir das? Die nonverbale Kommunikation, unsere Empfindung, vermittelt es uns.

Wenn das sexuelle Zentrum ausgewogen ist, haben wir eine klare nonverbale Kommunikation, und man tritt uns entsprechend gegenüber.

Die Empfindung, die wir mit unseren Sinnesorganen zuerst über das sexuelle Zentrum aufnehmen, wird in das Gehirn weitergeleitet (das hoffentlich schon integriert ist), und von dort geht alles zusammen ins *Herz.*

Im Herz bewegen wir das Wahrgenommene – wir sehen den Sonnenuntergang, spielende Kinder oder erfreuen uns an jungen Tieren. Das Herz öffnet sich. Wenn wir hingegen einander beschimpfende und prügelnde Leute sehen, krampft sich das Herz zusammen.

Der Weg der nonverbalen Kommunikation in balancierter Form ist demnach: Wasser-Element – Gehirn – Herz.

Was passiert, wenn der nonverbale Weg blockiert ist? Wird die Energie schwach, verspüren wir eine Empfindung im sexuellen Zentrum, die auch noch ins Gehirn vordringt. Doch kaum ist sie dort angelangt, reden wir darüber und müssen jedem unsere Wahrnehmung kundtun. Die Energie reicht nicht mehr aus, um die Information ins Herz zu bringen.

Wird die Energie noch schwächer, empfinden wir nur noch mit dem sexuellen Zentrum. Die Weiterleitung ans Gehirn funktioniert aber nicht mehr. So kommt es zu Einstellungen und Gedanken, die generell mit unserem Menschsein nichts mehr zu tun haben.

Alles muß dann immer sofort und gleich passieren. Sich ein bißchen zu gedulden – das ist nicht möglich. Unnötiges wird angeschafft und Überflüssiges gierig und gleichzeitig gelangweilt festgehalten.

Auch wenn Menschen praktizierte Sexualität exzessiv leben müssen, finden wir die Ursache in einem unterenergetischen Zustand des Wasser-Elements. Ist das Wasser-Element in der Balance, können wir Empfindungen, Meinungen, Reden und Gefühle kontrollieren.

Merke: Die wahre und klare Kommunikation, die auch alle Sprachbarrieren überwindet, findet *nonverbal* statt.

Kommunikation – wie sie nicht sein soll

Kommunikation heute beschränkt sich meistens darauf, daß wir miteinander reden und über Dinge diskutieren, die wir vom Hörensagen übernommen, jedoch nicht hinterfragt haben.

Schon Mahatma Gandhi sagte: »Neigung zur Übertreibung, zu wissentlicher oder unwissentlicher Unterdrükkung oder Verdrehung der Wahrheit ist eine natürliche Schwäche des Menschen. Es bedarf des Schweigens, um sie zu überwinden. Ein Mensch weniger Worte wird selten in seinen Reden gedankenlos sein, er kann jedes Wort wägen.«

Kommunikation ist oft auch auf einzelne Begriffe reduziert, deren nähere Bedeutung wir gar nicht kennen. Es wird nur der emotionale Hintergrund verwendet.

Nur ein Beispiel: Wenn etwas »cool«, »scharf« oder »affengeil« ist, wird damit nicht eine Temperatur oder eine Gewürzmischung angegeben. Trotzdem weiß jeder, worum es sich handelt.

Wenn man sagt »Das ist ein *Schowi*«, meint man damit einen Mann, der mit Frauen umgeht, wie es im heutigen Trend nicht vorgesehen ist. Das Wort *Schowi* kommt eigentlich von Chauvinist und hat mit übertriebener Vaterlandsliebe zu tun. Doch das wissen die, die *Schowi* sagen, sicher nicht. Sonst könnten sie dieses Wort für das, was sie zum Ausdruck bringen wollen, nicht verwenden. Heute wurde *Schowi* daraus, und gemeint ist damit ein Mann, der mit Frauen nicht angemessen genug umgeht.

107 Kommunikationsfähigkeit haben

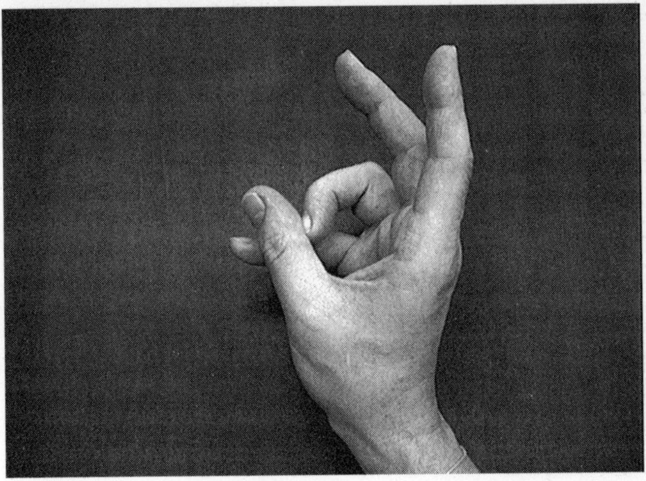

Hände: links oder rechts

Beschreibung: Ringfingerspitze in erstes Daumengelenk innen stellen, erstes Daumenglied seitlich auf erstes Kleinfingerglied

Haltezeit: 5 Minuten, mindestens 4mal täglich, Mindestabstand 3 Minuten

Im akuten Fall: 9 Minuten, mindestens 7mal täglich, Mindestabstand 1 Minute

Nutzen: balanciert das Immunsystem, die Atmung, das Wasser-Element, die Intuition und die Rückenmarksflüssigkeit, unterstützt bei Süchten und Phobien

Klare Kommunikation – mit uns selbst

Sie ist das Wichtigste, wenn wir Dinge mit uns oder anderen auf einen Nenner bringen wollen: eine eindeutige Kommunikation mit uns selbst. Denn wie wollen wir etwas klären, wenn die Basis der eigenen Kommunikation nicht vorhanden ist?

Der erste Schritt zu dieser Basis ist die Distanz zu uns selbst. Wir müssen uns bei allem, was wir tun und was wir empfinden, immer wieder selbst in Frage stellen können.

Wenn wir das mit einem Ja beantworten können, versuchen wir, die neuen Erkenntnisse in unserer Kommunikation in der Außenwelt anzuwenden. Mit dieser Erfahrung gehen wir nach innen, stellen alles in Frage und kehren wieder zurück.

So bauen wir die Kommunikation mit uns selbst auf, und sie wird selbstverständlich und klar. Daß wir dann im Äußeren weniger reden, ergibt sich fast von allein. Aber das Gesagte hat mehr Tiefe, Substanz und Klarheit. An dieser Rede gibt es nichts zu rütteln, und keiner versucht mehr, uns etwas aus- oder einzureden.

Wem die Klarheit in der Kommunikation zu sich selbst fehlt, kann trotz größter Aufrichtigkeit im Gespräch mit anderen nicht selbstbewußt auftreten. Seine Rede wird sofort bewertet und beurteilt. Sollte sie neue Aspekte enthalten, wird jeder Gesprächspartner versuchen, ihm diese Ideen auszureden.

Oftmals sagen wir auch »ja« und meinen »nein« oder »vielleicht«. Ein klares Nein trauen wir uns schon gar nicht mehr zu sagen. Manchmal bringen wir ein zögerndes Nein

über die Lippen, und die Entschuldigung dafür steht uns gleichzeitig ins Gesicht geschrieben. Wir fürchten um die Gunst des anderen.
Dann aber, im stillen Kämmerlein, könnten wir vor Wut an die Decke gehen, daß wir wieder nachgegeben haben, obwohl in uns alles nach einem Nein geschrieen hat.

Die Kommunikation zu uns selbst kann man kinesiologisch testen. Die Sätze: »Mein Ja ist ein Ja« und »Mein Nein ist ein Nein« müssen »eingeschaltet«, aktiviert sein. Sie stellen die Basis dar. Das im Hintergrund lauernde Vielleicht löst sich auf und verschwindet aus unserem Wortschatz.

Allein – Einsam

Wir empfinden Angst vor dem Alleinsein,
weil wir uns selbst für keine gute Gesellschaft halten.
Deshalb fühlen wir uns, wenn wir allein sind, einsam.
Sobald wir beginnen, den Weg zu uns selbst zu beschreiten,
entdecken wir gerade im Alleinsein
einen wunderbaren Menschen – uns selbst.

108 Kommunikation mit uns selbst

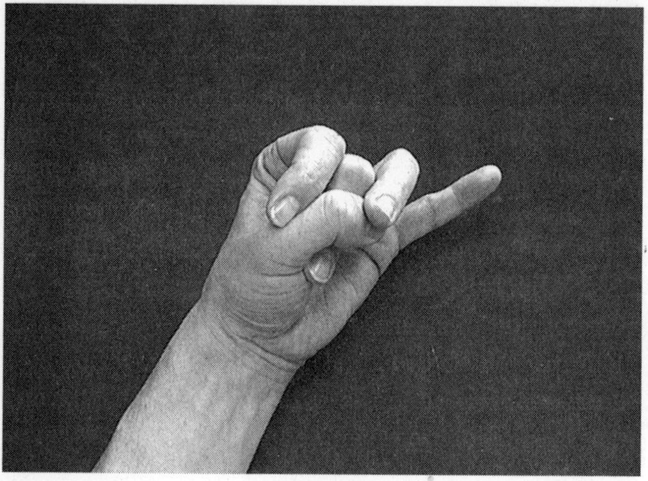

Hände:	links oder rechts, beide
Beschreibung:	Zeigefingernagelfalz mittelfingerseitig genau auf den Knochen des zweiten Daumengelenks zeigefingerseitig, Mittelfinger an die Daumengrube, Ringfingerbeere auf den Daumennagel
Haltezeit:	3 Minuten, mindestens 4mal täglich, Mindestabstand 6 Minuten
Im akuten Fall:	7 Minuten, mindestens 7mal täglich, Mindestabstand 2 Minuten
Nutzen:	balanciert die Lebenskraft, die Organe und Meridiane, fördert die Herzenergie, das Wasser- und Erd-Element, stärkt das 3. Chakra für eine gute geistige Verdauung
Geistiger Aspekt:	Klarheit im Körper, Klarheit im Denken

Kommunikation und Sprache

In der verbalen Sprache macht man sich auf der einfachsten Ebene klar, wer man ist, wie man denkt und welches Ziel die Rede hat.
Durch unsere Worte entsteht beim anderen ein Bild, das unterschiedlich zu unserem ist. Doch der emotionale Bezug zu den Bildern ist ähnlich. So finden wir in eine Form des gegenseitigen Verstehens.
Bei uns – im eigenen Sprachbereich – ist es ein schwieriges Unterfangen, wenn man sich in der klaren Sprache üben will. Kommunikation heißt nämlich auch, daß wir den anderen ausreden und das Gesagte in uns wirken lassen sollten. Aber wie sieht die alltägliche Praxis aus?
Menschen fallen einander gegenseitig ins Wort, hören den anderen nicht wirklich zu, sondern sammeln bei einem Reizwort schon Munition, die sie dann sofort mit spitzer Zunge zurückgeben.
Im Ausland hingegen müssen wir uns zunächst einmal durch Bescheidenheit, Zurücktreten, Freundlichkeit, Lächeln und mit klaren Fragen und ebensolchen Antworten einbringen.
Viele westliche Touristen, die nach Asien fahren, werfen den Menschen dort ihr ewiges Lächeln als Heuchelei vor. Die Wahrheit ist, daß man in Asien versucht, durch dieses Lächeln dem anderen keine Möglichkeit zum emotionalen Angriff zu geben. Auf einer defensiven Basis bekommt der Fremde erst einmal freundlich und offen die Gelegenheit geboten, seine Wünsche zu äußern. So erhält die verbale Kommunikation eine liebevolle Neutralität, die bei uns schon verlorengegangen ist.

109 Kommunikation und Sprache

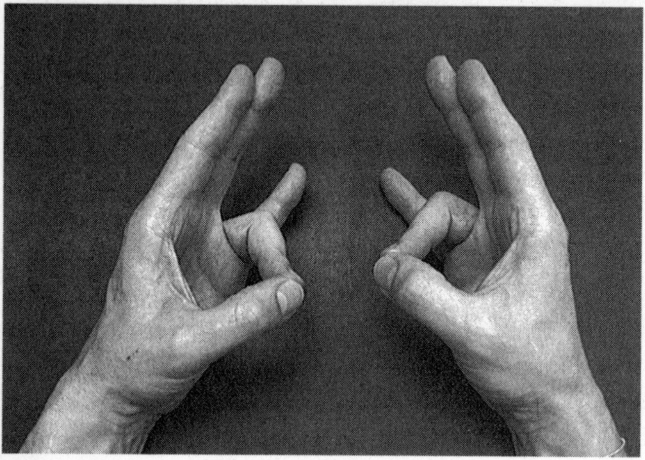

Hände:	beide
Beschreibung:	Daumen und Ringfinger zusammen
Haltezeit:	12 Minuten, mindestens 5mal täglich, Mindestabstand 7 Minuten
Im akuten Fall:	23 Minuten, mindestens 7mal täglich, Mindestabstand 3 Minuten
Nutzen:	balanciert Herz- und Gehirnintegration, fördert die Rückenmarksflüssigkeit und die Konzentration, stärkt das Immunsystem
Geistiger Aspekt:	Ich vergesse nie, wo ich bin
Hinweis:	kann während Vorträgen konstant gehalten werden (sowohl als Vortragender als auch als *Hin*hörer)

110 Nonverbale Kommunikation

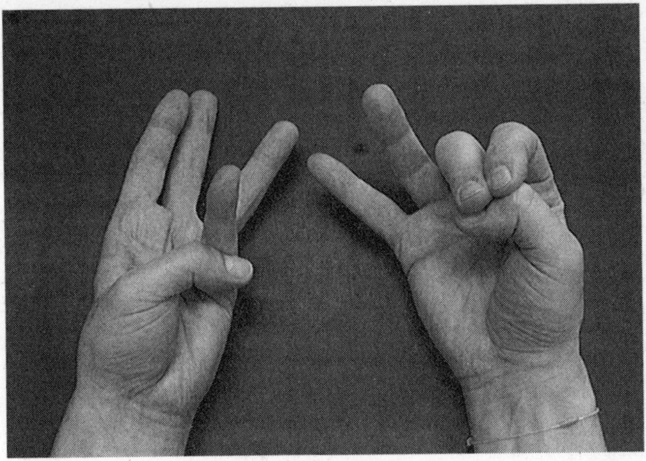

Hände:	links und rechts
Beschreibung:	*linke Hand:* Daumennagelfalz zeigefingerseitig an das dritte Kleinfingerglied; *rechte Hand:* Zeige- und Mittelfinger auf erstes Daumenglied außen
Haltezeit:	7 Minuten, mindestens 3mal täglich, Mindestabstand 7 Minuten
Im akuten Fall:	10 Minuten, mindestens 5mal täglich, Mindestabstand 4 Minuten
Nutzen:	balanciert das Kiefergelenk und die Wahrnehmung der Ohren, stärkt die Kreativität im Wasser-Element und die Rückenmarksflüssigkeit
Geistiger Aspekt:	Hinhören

Ego-Bewußtsein

Dies ist jenes Bewußtsein, das sich sofort immer auf uns selbst bezieht. Wir sind mit unseren moralphilosophischen Dogmen so unflexibel, daß wir gar nicht erst versuchen, uns über Geschehnisse wirklich sachkundig zu machen. Vielmehr fällen wir sofort aus unserem Ego-Bewußtsein heraus ein Urteil, denn das Abwägen und Einschätzen kommt uns vor dem Verurteilen gar nicht in den Sinn.

Die schnelle Abfertigung kommt in erster Linie von unserer Angst, etwas Neues zu lernen. Denn mit neuen Erkenntnissen verändert sich das Bewußtsein, und die alte Ordnung wird damit gleichzeitig in Frage gestellt. Das ist der Grund für die sofortige Verurteilung – wir sind für Lernen nicht bereit. Wir müßten nämlich unser Ich als Ganzes in Frage stellen und vielleicht sogar komplett umbauen.

Da wir das aber nicht tun, verhindern wir erfolgreich andere Erfahrungen, die über unser begrenztes, verankertes Ego-Bewußtsein hinausgehen würden.

Also drehen wir Neues so lange hin und her, bis wir es nach unserem Muster verurteilen können. Denn dann paßt es gut in das vorhandene Ego-Bewußtsein hinein.

Auf diese Weise verhindern wir Tag für Tag wirkliche Bewußtseinsbildung. Denn die wahre Bewußtseinsbildung setzt immer wieder eine Veränderung im Denken, Fühlen und Handeln voraus. Ein Beispiel: Wir erfahren etwas Neues. Davon greifen wir ein einziges Stichwort auf und sagen: »Das kenn' ich schon. Ich hab's ausprobiert, das ist Mist.« Damit sind wir wieder fein raus, wir müssen uns nicht sachkundig machen, und es deckt sich mit unserem bisherigen Wissen. Wir vermeiden eine Erfahrung, weil wir nicht bereit sind, tiefer in die Sache einzutauchen.

111 Bewußtsein erweitern

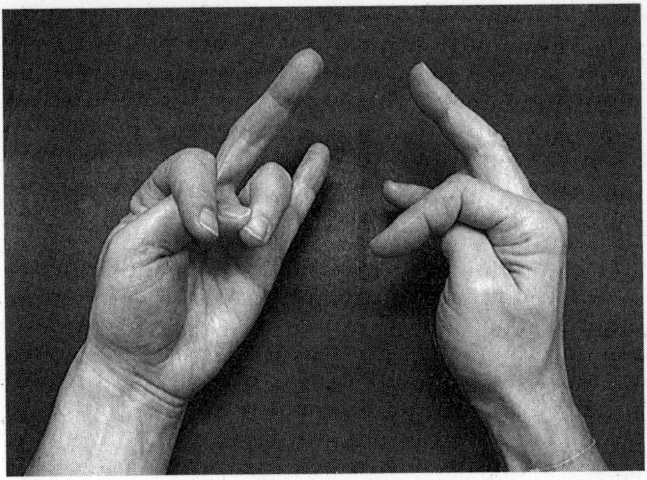

Hände:	links oder rechts, beide
Beschreibung:	Daumenbeere auf Ringfingernagelfalz mittelfingerseitig, zweites Gelenk des Zeigefingers mittelfingerseitig genau auf das erste Daumengelenk außen
Haltezeit:	5 Minuten, mindestens 5mal täglich, Mindestabstand 3 Minuten
Im akuten Fall:	21 Minuten, mindestens 5mal täglich, Mindestabstand 4 Minuten
Nutzen:	balanciert die Schädelatmung und das Holz-Element, stärkt den autonomen Bewegungsreflex, das 5. Chakra und die Meridiane, stabilisiert die Herzintegration, fördert die Atmung

Der Verlust der Stille und Leere

Viele Menschen können in unserer lauten Welt Stille fast nicht mehr ertragen. Daraus kann die Unterhaltungsindustrie Milliardengewinne ziehen.
Ich selbst reise viel und erlebe den Lärm überall: im Taxi Unterhaltungsmusik, Nachrichten und Werbung, ebenso am Flughafen, im Flugzeug, in Hotels sogar auf den Toiletten Lautsprecherdurchsagen und Musik. Dann wieder im Taxi Dauerbeschallung, in der Hotelhalle und im Lift genauso. Auf der Straße allgemeiner Lärm, zwischendurch Autoradios, aus denen der Baß dröhnt und bis ins Herz hinein schlägt. In jedem Lokal findet die Zwangsberieselung statt. Do-Ri ersucht oft den Kellner, die Musik leiser zu drehen. Falls das nicht möglich ist, bittet sie um das Spielen von verdauungsfördernder Musik. Dann wird es erträglicher.
Viele Kinder und Jugendliche können sich nur auf ihre Arbeiten konzentrieren, wenn währenddessen das Radio oder der CD-Spieler lärmt. Ihr inneres Störfeld ist schon so groß, daß es mit einem äußeren Störfeld, wie etwa lauter Musik, überlagert werden muß. So entsteht ein Ausgleich, der innere Sammlung erst ermöglicht.
Konzentration aus der Stille heraus ist in unserer Gesellschaft verloren gegangen. Dort, wo sich unsere Jugend zerstreut, ist immer lautes Gedröhne. Der ungeheure, energieraubende Lärm in einer Disco zum Beispiel verhindert jede verbale und nonverbale Kommunikation. Die Körpersprache, die an solchen Orten verwendet wird, ist eine Lüge über sich selbst. Denn die Menschen zeigen sich gegenseitig

ein Trugbild. Würden die anderen darauf eingehen, hätten die Darsteller plötzlich großen Streß und Herzklopfen.
Durch Lärm wird die natürliche Kommunikation unterbunden. Statt dessen entsteht eine Kunstform der Kommunikation, die schlichtweg als Täuschung der Gesellschaft bezeichnet werden kann. Doch für unsere Gesundung ist es wichtig, daß wir trotz der täglichen Lärmbelastung zu Stille und Leere finden.
Im Taoismus gibt es die drei goldenen Paläste, die immer leer sein sollten: das Herz, das Gehirn und das sexuelle Zentrum.

1. Der Kopf muß leer sein, damit keine falschen Meinungen, Urteile und festgehaltene Emotionen existieren.
2. Das Herz muß leer sein, um frei zu sein von Voreingenommenheiten.
3. Das sexuelle Zentrum muß leer sein, damit die Kreativität frei von falschen Gefühlen und Neigungen ist.

Die Idee der Leere ist, daß erst Leere etwas aufnehmen kann. Wo nicht einmal mehr ein Lichtstrahl Platz hat, weil alles überfüllt ist, kann nichts Neues hinein.
Der Umgang mit Stille und Leere soll täglich stattfinden, auch wenn es nur wenige Sekunden sind. Damit reduziert sich jener Teil in uns, der ferngesteuert nach gesellschaftlichen Neigungen handelt.
Wollen wir unsere Aufgabe als Mensch erfüllen, brauchen wir dringend Stille und Leere für:

- das Finden der Gesundheit,
- die Förderung der Klarheit,
- die Entwicklung der Substanz, die zum *Menschsein* führt.

112 Stille

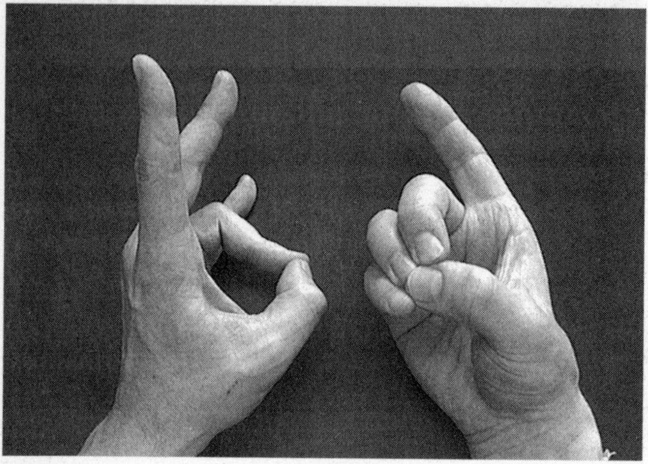

Hände:	links und rechts
Beschreibung:	*linke Hand:* Daumen und Ringfinger zusammen; *rechte Hand:* Mittel-, Ring- und Kleinfinger um den Daumennagel legen
Haltezeit:	5 Minuten, mindestens 6mal täglich, Mindestabstand 1 Minute
Nutzen:	reguliert die Verdauung und den Blutdruck, balanciert den Kiefer, fördert den Kontrollzyklus zwischen Wasser- und Feuer-Element
Geistiger Aspekt:	Ich esse so, daß ich gesund bin und bleibe

113 Leere im Gehirn

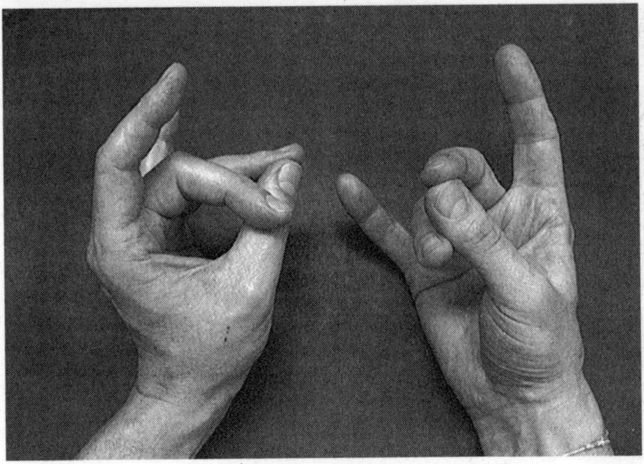

Hände:	links und rechts
Beschreibung:	*linke Hand:* Daumen und Ringfinger zusammen, erstes Mittelfingerglied über das erste Daumengelenk; *rechte Hand:* Daumen und Mittelfinger zusammen, erstes Ringfingerglied mittelfingerseitig an erstes Daumenglied
Haltezeit:	4 Minuten, mindestens 4mal täglich, Mindestabstand 1 Minute
Im akuten Fall:	4 Minuten, mindestens 10mal täglich, Mindestabstand 1 Minute
Nutzen:	stärkt die Nerven, die Herzenergie und das Immunsystem, hilft bei Allergien, fördert den Lymphfluß

114 Leere im sexuellen Zentrum

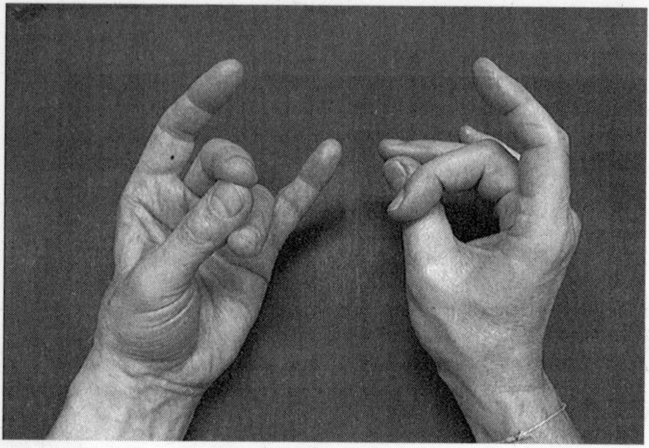

Hände:	links und rechts
Beschreibung:	*linke Hand:* Daumen und Mittelfinger zusammen, erstes Ringfingerglied mittelfingerseitig an erstes Daumenglied; *rechte Hand:* Daumen und Ringfinger zusammen, erstes Mittelfingerglied über das erste Daumengelenk
Haltezeit:	4 Minuten, mindestens 4mal täglich, Mindestabstand 1 Minute
Im akuten Fall:	4 Minuten, mindestens 10mal täglich, Mindestabstand 1 Minute
Nutzen:	balanciert die Herzenergie und die Atmung, unterstützt die sexuelle Energie und die Meridiane, stärkt die Rückenmarksflüssigkeit, die Konzentration und das Feuer-Element

115 Leere im Herz

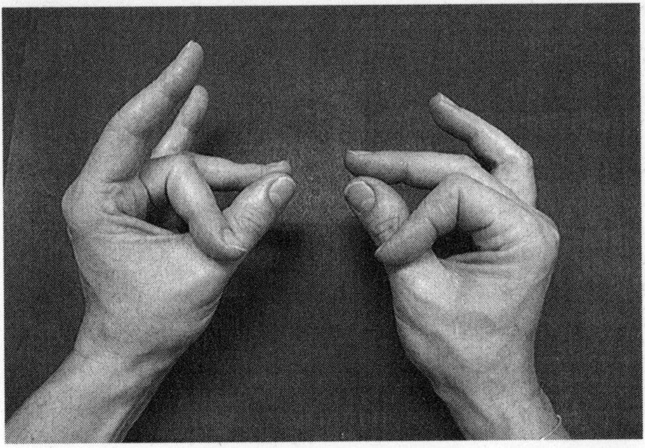

Hände:	links und rechts
Beschreibung:	*linke Hand:* Daumen und Ringfinger zusammen, erstes Mittelfingerglied über das erste Daumengelenk; *rechte Hand:* Daumen und Mittelfinger zusammen, erstes Zeigefingerglied auf das erste Daumengelenk
Haltezeit:	4 Minuten, mindestens 4mal täglich, Mindestabstand 1 Minute
Im akuten Fall:	4 Minuten, mindestens 10mal täglich, Mindestabstand 1 Minute
Nutzen:	balanciert den autonomen Bewegungsreflex, die Nerven und das Immunsystem

Der Raum der inneren Begegnung

Wir brauchen einen Raum, in dem wir uns selbst begegnen können. Er dient dem Auffinden unserer eigenen Persönlichkeit. Denn wie können wir an uns arbeiten, wenn wir uns selbst nicht kennen?
Wir sprachen vorhin davon, daß die klare Kommunikation mit uns selbst sehr wichtig ist. Dadurch schaffen wir einen inneren Raum, in dem wir uns selbst mit größter Aufrichtigkeit begegnen. Hier sieht und hört uns niemand, keiner kontrolliert uns, nur wir selbst sind da.
Wenn wir täglich für zwei bis drei Minuten die Stille üben, fördern wir Schaffung eines solchen Raumes. Länger sollte es gar nicht dauern, sonst kommen wir ins Grübeln. Das ist nicht erwünscht!
In diesem Raum können wir

- uns selbst unvoreingenommen begegnen,
- Neues bewegen und prüfen,
- angstfrei sein,
- mit neuen Gefühlen und Emotionen spielen, ohne von anderen beobachtet und verurteilt zu werden.

Wenn man dich plagt, so segne doch,
wenn man dich haßt, so liebe noch.
Es kann ein guter Mensch auf Erden
durch böse Menschen besser werden.

Tersteegen

Zum Abschluß des Themas Kommunikation

Swami Sivananda Sarasvati, ein indischer Weiser, der in Madras lebte und an der dortigen Universität lehrte, hat die vedischen Schriften für den Westen übersetzt. Ihn will ich an dieser Stelle zu Wort kommen lassen:

»Zuviel reden ist eine der schlechtesten Angewohnheiten, die die geistige Kraft schwächen. Ein ruhiger Mensch vermag auch nicht für einen Augenblick in Begleitung solcher Schwätzer zu bleiben, die die Stille nicht kennen und sterben würden, schlösse man sie allein in ein Zimmer ein. Die Energie, die durch Reden vergeudet wird, sollte statt dessen gesammelt und für die Gedanken aufbewahrt werden. Das Sprachorgan zerstreut die Gedanken so sehr, daß ein Schwätzer auch nicht einen Augenblick vom Frieden träumen kann.«

6. Krankheit und Gesundheit

Das Erkennen der Krankheit ist die halbe Gesundheit!

In der Energielehre unterscheiden wir verschiedene Stufen der Gesundheit. Wenn wir gerade nicht krank sind – weil das Wetter heute besser ist als gestern oder der Chef sich freundlicher zeigt –, heißt das noch lange nicht, daß wir gesund sind.

Manche Leute sind generell mit allem möglichen überfordert. Sie reden zuviel, halten die Vergangenheit fest, essen falsch, sitzen falschen Gedankenkonzepten auf und leben Verhaftung in vielen Bereichen. Sie machen sich mit allem fertig, aber *nicht* mit der Arbeit! Kinder sind auch nicht mit dem Lernen überfordert, sondern von dem, was sie sonst noch alles in ihrer Freizeit machen.

Auf einer Grußkarte fand ich dieses Zitat von Laurence Sterne: »Nirgends strapaziert sich der Mensch so sehr wie bei der Jagd nach Erholung.«

Das Gefühl von Gesundheit
erwirbt man sich nur durch Krankheit.

Georg Christoph Lichtenberg

116 Gesundheit

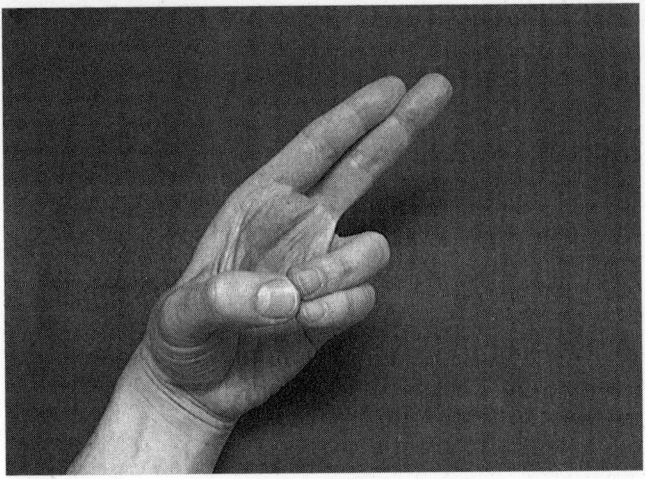

Hände:	links oder rechts, beide
Beschreibung:	Daumen, Ring- und Kleinfinger zusammen, die übrigen Finger bleiben gestreckt
Haltezeit:	10 Minuten, mindestens 3mal täglich, Mindestabstand 4 Minuten
Im akuten Fall:	24 Minuten, mindestens 5mal täglich, Mindestabstand 3 Minuten
Nutzen:	balanciert die Organuhr und die Nerven, unterstützt den autonomen Bewegungsreflex und die Meridiane, stärkt die Herzenergie
Geistiger Aspekt:	*das* Lebens-Mudra

Krankheit und Gesellschaft

Viele Menschen leiden über lange Zeit an bestimmten Symptomen und beachten sie deswegen schon gar nicht mehr. Sie wurden bereits zu einem Teil ihres Befindens. Diese Menschen gelten trotzdem als gesund. Das Gesundheitspotential in der Gesellschaft ist so niedrig, daß die Krankheit schon ein Teil unserer Gesundheit ist.
Krankheit ist auch ein Teil unserer Lebenskraft. Wenn wir hundert Leute auf der Straße befragen, ob sie gesund sein wollen, sagen sicher alle: »Ja, natürlich.« Überprüfen wir den Satz »Ich will gesund sein« an diesen Menschen kinesiologisch, bleiben nicht einmal zehn übrig, bei denen der Körper ebenfalls mit einem Ja antwortet. Bei den neunzig anderen zeigt sich eindeutig, daß das generelle Energiepotential dafür zu niedrig ist.
Man kann sich wunderbar hinter einer Krankheit verstekken, und gleichzeitig wird man mit seiner Krankheit von unserer kranken Gesellschaftsstruktur auch geschützt. Man schwimmt mit der Masse.

Wollen Sie, liebe Leser, wirklich gesund sein (oder werden)? Wieviel sind Sie bereit, dafür aufzugeben?
Wir wissen bereits, daß Krankheit auch ein Teil unserer Energie ist. Wenn wir Krankheit nun aufgeben wollen, müssen wir erst einmal einen Teil unserer Lebensenergie aufgeben um die kranke Energie in gesunde Lebensenergie umzuwandeln.
Wenn wir Krankheit ignorieren oder wir uns nicht um sie kümmern, liegt ein großes Feld, auf dem wir die besten Früchte ernten könnten, brach.

Die Gesellschaftsstruktur hatte nie die Förderung der Gesundheit im Sinn. Thomas Moore, englischer Staatsmann und Heiliger aus dem 14. Jahrhundert, sagte damals schon: »Die Gesellschaft taugt nichts. Wäre der gesunde Menschenverstand in dieser Gesellschaft lebendig, wir wären alle schon Heilige.«

Gerade in der heutigen Zeit ist uns das, was man gesunden Menschenverstand nennt, weitgehend abhanden gekommen. Betrachten wir die junge Generation, finden wir darunter sehr viele »Null-Bock-Philosophen«. Einige von ihnen haben so wenig Energie, daß sie alles, was auf sie zukommt, zunächst ablehnen, weil es ihr kleines, aber wohlbehütetes Ego-Bewußtsein überfordert. Die Energie reicht nicht, um das Neue zunächst einmal gelassen betrachten zu können.
Viele finden sich in ihrer grenzenlosen Freiheit, die sich jenseits von Lernen und menschlicher Entfaltung abspielt, letztlich auf der Stufe der Krankheit wieder. Das Traurige ist, daß viele der jungen Menschen weder eine realistische Vorstellung von »Respekt« noch vom »Geldverdienen« haben. Sie fragen sich selten, woher das alles kommt, was sie ihr Eigen nennen. Mit unrealistischen Erwartungen und Ansprüchen laufen manche von ihnen durchs Leben. Sie müssen erst noch lernen, an sich selbst zu arbeiten und Verantwortung zu übernehmen.

Lothar Schmidt-Mühlisch schreibt in seinem Buch »Glück ist, wenn man trotzdem lächelt«:
»Was mir auffällt, ist die offenbar nachlassende Fähigkeit, auch einmal Unangenehmes zu ertragen. Unlängst erklärte

mir ein Auszubildender (dieses Wortungeheuer ist an sich schon ein Beispiel für den mangelnden Willen, Realitäten zu akzeptieren), den ich wegen einer dringenden Aufgabe bat, ausnahmsweise zwei Stunden länger zu arbeiten: ›Das kann ich nicht. Das halte ich nicht durch!‹

Sicher hat nicht jeder das gleiche Durchhaltevermögen. Was mich in besagtem Fall störte: Der junge Mann machte gar nicht erst den Versuch, seine Leistungsgrenzen zu testen. Der bloße Gedanke an mögliche Pein trieb ihm offenbar das blanke Entsetzen ins Gemüt. Auf meinen Hinweis, daß ich ja viel älter sei und folglich auch körperlich weniger belastbar sein müßte, bekam ich die aufregende Antwort, es sei ihm schon häufiger aufgefallen, daß Ältere zum Masochismus neigten ...«

An dieser wahren Geschichte erkennen wir, daß die Gesellschaftsstruktur an einem Punkt angelangt ist, wo jeder einzelne aufgerufen ist, sich selbst in Bewegung zu setzen und frei zu werden von der Masse – ohne diese zu bekämpfen.

117 Krankheit und Gesellschaft

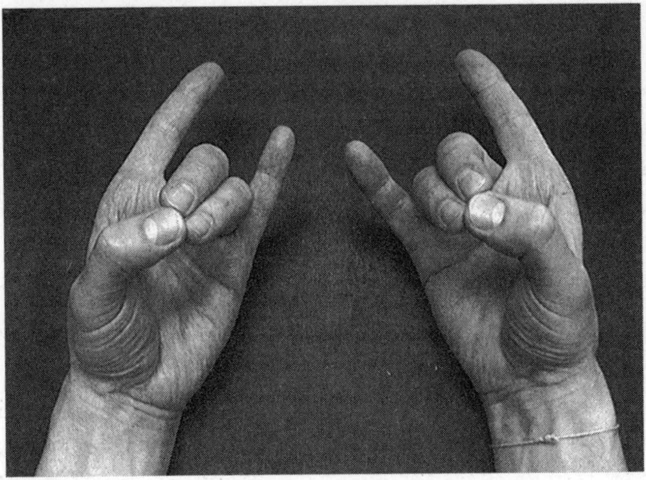

Hände:	links oder rechts, beide;
Beschreibung:	Daumen, Mittel- und Ringfinger zusammen
Haltezeit:	10 Minuten, mindestens 3mal täglich, Mindestabstand 4 Minuten
Im akuten Fall:	20 Minuten, mindestens 5mal täglich, Mindestabstand 3 Minuten
Nutzen:	balanciert das Immunsystem und die Atmung, unterstützt den autonomen Bewegungsreflex und das Herz-Chakra
Geistiger Aspekt:	Energie-Mudra

Krankheit und Sozialgefüge

Wenn wir den Begriff Krankheit erweitern, gehören all jene, die dem Staat zur Last fallen und die Steuerzahler ausnutzen, *auch* zu den Kranken. Ich meine damit jene, die das soziale Netz mißbrauchen, um an ihrer eigenen Unwilligkeit nichts ändern zu müssen. Weiters gehören die Häftlinge in den Gefängnissen dazu, die ebenfalls *speziell* geschultes Pflegepersonal brauchen.
Dann gibt es die Jugendlichen aus zerrütteten Familien, die in Kommunen mit großem sozialem Aufwand erhalten und durch die Schule gebracht werden.
In unserem Sozialgefüge können wir machen, was wir wollen. Wir werden auf jeden Fall am Leben erhalten. Es ist nicht möglich, in den Wald zu gehen, sich unter einen Baum zu legen und aufs Sterben zu warten. Das wird einfach nicht respektiert! Über kurz oder lang kommt ein Wagen daher, und ein paar freundliche Menschen bringen einen irgendwo hin und zwangsernähren ihn.

In Staaten *ohne* Sozialgefüge bekommen Kranke und Nichtarbeitende kein Geld. Daher kümmern sich die Menschen dort ganz anders um ihre Gesundheit und um die Erhaltung ihres Arbeitsplatzes.
Bei uns haben Gewerkschaften und Politiker Rechte erstritten, die der Arbeitgeber nicht mehr bezahlen kann. Die Lohnnebenkosten steigen in schwindelerregende Höhen. Die vielen Rechte, die ein Arbeitnehmer hat, stehen in keimen Verhältnis zu seinen Pflichten. Dadurch können sich *kleinere* Firmen dringend benötigte Angestellte gar nicht mehr leisten.

Das Risiko liegt *immer* beim Unternehmer, denn der Mitarbeiter bekommt sein Gehalt in jedem Fall. Ob er den Umsatz bringt, um überhaupt sein Gehalt (plus Nebenkosten) wert zu sein oder ob er krank ist – für den Arbeitnehmer macht es keinen Unterschied. Sein Gehalt ist nicht den Ertragsschwankungen unterworfen, die aber für jedes Unternehmen an der Tagesordnung sind.

Ich zitiere wieder aus dem Buch von Lothar Schmidt-Mühlisch: »Wenn man sich selbst etwas abverlangt, was einem Pein bereiten könnte, ist man ein *Maso*. Aber eine solche Einschätzung jeglicher Unannehmlichkeit wird bei uns ja regelrecht *verordnet*. In Tarifverträgen festgeschrieben, in Gesetzen und Verordnungen niedergelegt: Der Mensch von heute hat sich längst selbst unter Naturschutz gestellt ...«

Was kann man einem Menschen, der etwas lernen soll, heute noch sagen oder zumuten? Lehrlinge können sich bei allen möglichen Institutionen beschweren, daß man sie zu hart rannimmt. Die Beträge jedoch, die ein Lehrling erhält, sind keine Lehrlings*beihilfe* mehr, sondern eigentlich schon ein richtiges Gehalt.

Das heißt, der Lehrling lernt, für schlechte Leistung *auch* bezahlt zu werden *und* Stellen aufzusuchen, die ihm helfen, sein kleines Ego-Bewußtsein nicht aufgeben zu müssen.

118 Krankheit und Sozialgefüge

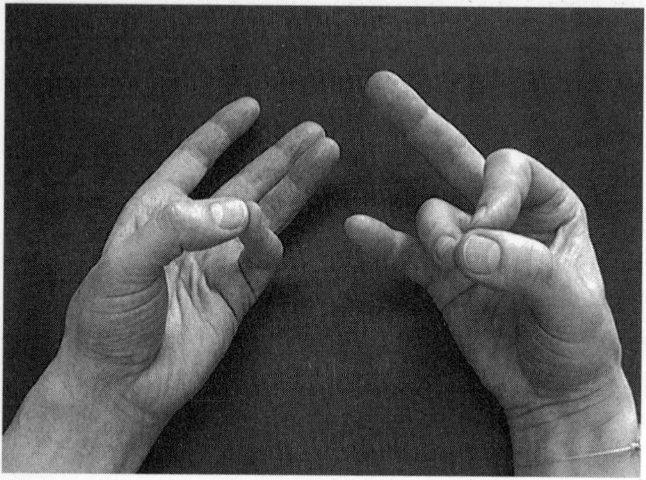

Hände:	links und rechts
Beschreibung:	*linke Hand:* Daumen und Kleinfinger zusammen; *rechte Hand:* Daumen, Zeige- und Ringfinger zusammen
Haltezeit:	2 Minuten, mindestens 6mal täglich, Mindestabstand 2 Minuten
Im akuten Fall:	7 Minuten, mindestens 6mal täglich, Mindestabstand 2 Minuten
Nutzen:	balanciert die Gelenke, die Sehnen und die Wirbelsäule, unterstützt das 5. Chakra
Geistiger Aspekt:	Distanz zu Umständen – bringt Gelassenheit gegenüber äußeren Schwierigkeiten

Wie wir die Stufe des reinen Überlebens verlassen

1. *Vom Überleben zum Leben*
   Wir entscheiden uns dafür, nicht mehr krank zu sein, und stabilisieren uns für das ganz normale Leben.
   Wir specken unsere Unternehmungen ab und bringen Einfachheit ins Leben.

2. *Vom Leben zum Erleben*
   Wir unterliegen nicht mehr den täglichen Emotionen. Durch die Stabilität im Alltag können wir aus allem, was uns widerfährt, Nutzen ziehen. Sogenannte Rückschläge entmutigen uns nicht, sondern sie werden als Erfahrung genommen. Damit entwickeln wir einen neuen Plan, den wir in die Tat umsetzen.

3. *Vom Erleben zum kreativen Leben*
   Wir beobachten mehr und lernen aus dem Beobachteten. Wir helfen uns selbst und sind anderen dienlich, wenn sie uns darum bitten.

4. *Ein kreatives Leben leben*
   Hier haben wir jene Freude, die als kleine immerwährende Flamme in unserem Herzen wohnt, ständig in unserem Bewußtsein. Egal, was passiert oder auch nicht passiert, ihre Größe ändert sich nie.
   Beginnen wir also, uns Gedanken über unser Überleben zu machen, um in die Normalität des Lebens zurückzufinden.

119 Die Stufen der Gesundheit

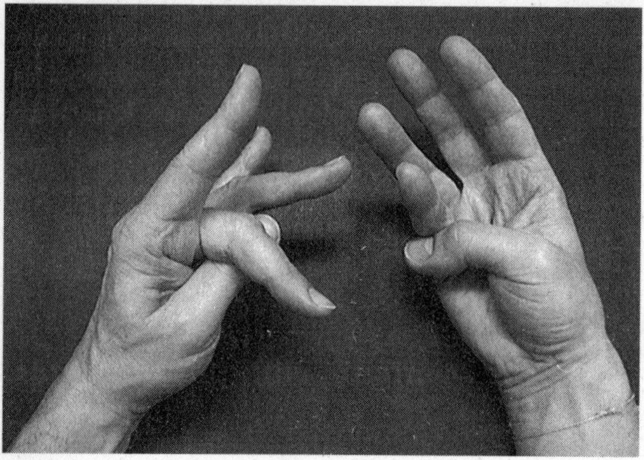

Hände:	links und rechts
Beschreibung:	*linke Hand:* Daumennagel auf zweites Mittelfingergelenk ringfingerseitig; *rechte Hand:* Daumennagelfalz zeigefingerseitig an das dritte Kleinfingerglied
Haltezeit:	7 Minuten, mindestens 3mal täglich, Mindestabstand 3 Minuten
Im akuten Fall:	10 Minuten, mindestens 7mal täglich, Mindestabstand 5 Minuten
Nutzen:	balanciert das Kiefergelenk, unterstützt das Feuer-Element als geistiges Feuer, stärkt die Herzenergie und die Intuition, hilft bei Wetterfühligkeit und Allergien, fördert die Herzintegration
Geistiger Aspekt:	7. Chakra

Krankheit und ihre Funktion

Eine Krankheit richtig erlebt und durchlebt zu haben, bringt sehr großen Nutzen für die Entwicklung unserer Gesundheit.

Krankheit ist manchmal die einzige Möglichkeit des Körpers, mit unserem Bewußtsein, mit unserem Ego, zu kommunizieren. Ich möchte noch einmal betonen, daß Krankheit eine Folge lange vorher angelegter Imbalancen im energetischen Bereich ist.

Wenn wir jedoch sensibler werden und Unausgewogenheiten oder Symptome schon zu jener Zeit bearbeiten, wenn sie noch keine ernsthafte Bedrohung des Lebens darstellen, brauchen wir die Funktion der Krankheit nicht mehr. Weil wir vorher schon die Botschaft entschlüsselt und eine entsprechende Kurskorrektur vorgenommen haben.

Wir sind aufgerufen, wirklich Patient im Sinne des englischen *patient* (= geduldig) zu sein, um aus Krankheit zu lernen und größtmöglichen Nutzen für unsere Gesundheit daraus zu ziehen.

120 Krankheit und ihre Funktion

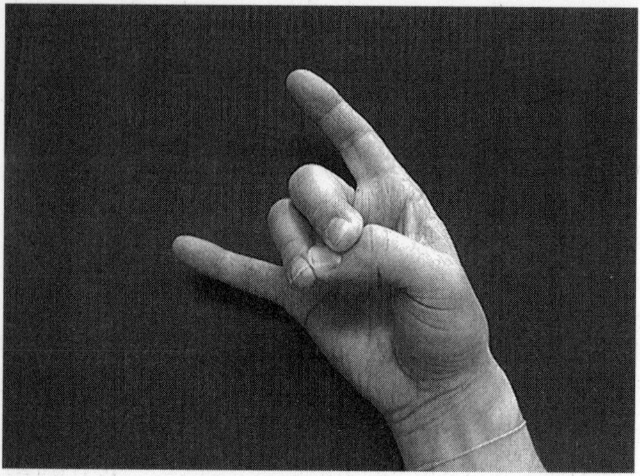

Hände:	links oder rechts
Beschreibung:	Daumenspitze an Ringfingernagelfalz mittelfingerseitig, Mittelfingerbeere auf erstes Daumenglied
Haltezeit:	10 Minuten, mindestens 3mal täglich, Mindestabstand 3 Minuten
Im akuten Fall:	10 Minuten, mindestens 7mal täglich, Mindestabstand 2 Minuten
Nutzen:	balanciert die Gehirn- und Herzintegration, stärkt wichtige Regelfunktionskreise, unterstützt die Lebenskraft und Schmerzstabilität, fördert die Organenergien
Hinweis:	dieses Mudra ist besonders zur Regeneration des Körpers geeignet
Geistiger Aspekt:	mein Körper ist in Ordnung

Krankheit und Lernen

Unsere Aufgabe ist es, aus Krankheit zu lernen, indem wir ihre Funktion entschlüsseln und entsprechend damit umgehen. Dabei kann es durchaus vorkommen, daß wir aus dem Gelernten so großen Nutzen ziehen, daß wir bei anderen Menschen die Symptome schon im Vorfeld erkennen.

Weil wir schon ein bißchen weiter sind, wissen wir, wo der andere gerade zu lernen hat. Somit können wir rücksichtsvoller sein. Indem wir uns in Gesundheit und Krankheit selbst kennenlernen, entwickeln wir ein besseres Verständnis für die Imbalancen anderer. Dies wiederum fördert die Stabilität der eigenen Gesundheit.

Was uns bei anderen immer wieder stört, ist meistens unser eigenes Spiegelbild. An den anderen können wir erkennen, woran wir arbeiten, lernen und wachsen müssen. Auch darin liegt der Nutzen von Krankheit und Lernen verborgen.

121 Krankheit und Lernen

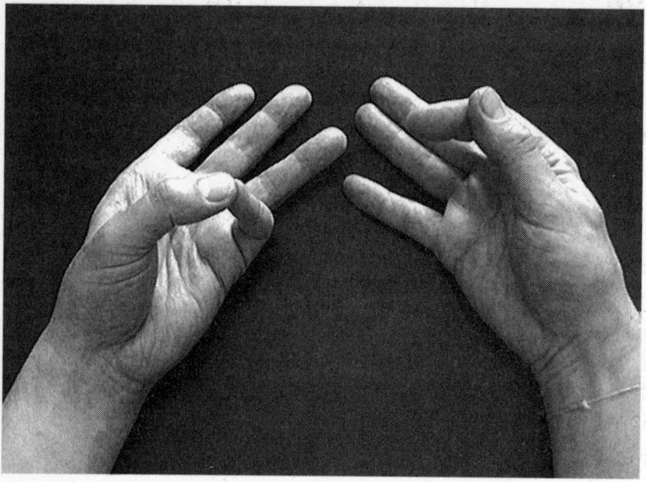

Hände:	links und rechts
Beschreibung:	*links:* Daumen und Kleinfinger zusammen; *rechts:* Daumenkuppe auf zweites Zeigefinger-glied daumenseitig
Haltezeit:	3 Minuten, mindestens 5mal täglich, Mindestabstand 4 Minuten
Nutzen:	fördert die Gehirn- und Herzintegration, stärkt die Atmung, unterstützt den Gleichgewichtssinn, das Gedächtnis und die Konzentration
Geistiger Aspekt:	die Aufrichtigkeit in der Selbstheilung

Die Ablenkungen im Krankenhaus tragen nicht zur Förderung der Gesundheit bei!

Was im Krankenhaus zur Standardeinrichtung für Patienten gehört, dient dazu, uns vom Nachdenken und von der Kommunikation mit uns selbst abzuhalten.

- Fernsehen in jedem Zimmer
- Radio an jedem Bett
- Telefon auf Wunsch beim Bett
- Großzügige Besuchszeiten
- Wahlmenü
- und etwas, das sich die wenigsten von uns zu Hause leisten würden: täglich frische Bettwäsche
- Betreuung und Aufmerksamkeit rund um die Uhr

Da läßt es sich doch gut aushalten!

Es gibt aber auch Patienten, die sich sehr wohl in der Zeit des Krankenhausaufenthalts Gedanken machen. Sie nehmen sich einige Veränderungen für zu Hause vor. Doch auch hier bleibt es sehr oft nur beim guten Vorsatz. Nach ein paar Tagen zu Hause herrscht der gleiche Trott wie vorher.

Depressionen

Depression hat immer mit einem schwachen Metall-Element zu tun. Besonders die Atmung ist betroffen. Daher muß zuerst geklärt werden, warum die Atmung behindert ist. Die Ernährung und speziell der Zucker- und Milchkonsum spielen dabei eine große Rolle.

Ein depressiver Mensch bewegt sich grundsätzlich nicht gerne. Das ist sein Unglück, denn die Bewegung würde die Atmung verbessern, damit das Metall-Element stärken, und bald hätte er wieder eine Perspektive für sein Leben.

Depressive gehen lieber viele Stunden, monatelang, manchmal jahrelang in sogenannte Gesprächstherapien. Manchmal bessert sich etwas, aber sehr oft bleibt ein tiefgreifender Therapieerfolg – verglichen mit dem Aufwand an Stunden – aus. Denn es wird nur geredet. Doch Bewegung, um das Besprochene umzusetzen, findet nicht statt.

Das heißt, viel Zeit geht dahin – ohne Erfolg. Würde sich ein Depressiver aber mit Übungen anfreunden, die allerdings auch über die Mudras hinausgehen müssen, dann wären funktionelle Energien so eingeschaltet, daß er aus seiner Depression wieder hinaus ins Leben treten könnte.

Wie sieht die Unterhaltung mit einem depressiven oder schwerkranken Menschen aus? Stundenlang kann er sich mit uns unterhalten. Wir fühlen uns ausgelaugt, und dem anderen geht es nur kurzfristig besser. Warum? Weil die gesamte Zeit und Energie des Gesprächs wie in einem schwarzen Loch einfach verschwindet.

Häufig findet im anderen kein Umdenk- oder Lernprozeß

statt. Es ist nur ein momentanes Verdrängen der Problematik durch langwieriges Gerede.
Zweimal täglich zwanzig Minuten Übungen zu machen ist nicht möglich, stundenlanges Beraten hingegen scheint überhaupt kein Problem zu sein! Da ist doch etwas verkehrt!

Liebe kann manchmal sehr hart sein

Wir haben nun bereits eine Vorstellung davon, worum es bei der Betrachtung von Krankheit und Gesundheit geht. Wir wissen auch, daß Krankheiten durch unser eigenes Tun entstehen. Ebenso ist klar, daß die Gesundheit von unserer eigenen Ernährungsweise, von unserem Sprechen und Denken beeinflußt wird.
Im Umgang mit Menschen, die nicht in der Balance sind, ist langes Reden am falschen Platz. Wenn wir jemanden lieben, wünschen wir uns, daß dieser Mensch wirklich gesund wird. Um ihn dabei zu unterstützen, müssen wir für uns die Struktur der Liebe entwickeln.
Diese Form der Liebe ist weit entfernt von gutgemeinter Humanitätsduselei. Diese Liebe ist klar strukturiert und kann, wenn wir sie nur oberflächlich betrachten, auch hart, gefühl- und herzlos erscheinen.
Beispiel: Wenn jemand krank ist, besteht seine Hauptaufgabe darin, gesund zu werden. Doch das wird leider oft mißverstanden – denn was passiert? Der Kranke redet mit allen über seine Leiden, mißt sich mit anderen Kranken und läßt seine Probleme noch dramatischer erscheinen. Er erzählt von all den Ärzten, die ihm nicht helfen konnten,

und welche Nebenwirkungen durch die Medikamente dazugekommen sind.
Ein Außenstehender kann dabei gut beobachten, wie dieser Mensch aufblüht, wenn er stundenlang über seine Krankheit erzählen kann.
Wenn wir nun in der Struktur der Liebe handeln wollen, können wir ihm beispielsweise dabei helfen, seine Sichtweise zu ändern: Möglicherweise müssen wir sagen: »Willst du etwas verändern, dann kannst du mich jetzt etwas Diesbezügliches fragen. Ansonsten habe ich keine Lust, mir dein Gesülze anzuhören.«

Ein kranker Mensch muß sich mit seinem Problem selbst auseinandersetzen. Er kann den Streß nicht abbauen, indem er sein Problem den anderen aufbürdet.
Wenn wir so einem Menschen betuliche Zuwendung geben und ihn durch Reden seinen Streß abbauen lassen, bringen wir ihn von seiner Krankheit ab. Wir dürfen ihm keine Gelegenheit geben, sich von seiner Hauptaufgabe – dem Gesundwerden – abzulenken.
Nehmen wir ihm jede Möglichkeit, sich mit anderen über seine Krankheit zu unterhalten, muß der Kranke selbst seine Imbalancen ausbaden. Er wird dadurch gezwungen, sich mit ihnen auseinanderzusetzen. So wird er geeignete Maßnahmen finden, seinen Selbstheilungsprozeß zu fördern. Dann kann er die richtigen Fragen stellen, durch deren Beantwortung und Umsetzung er sich selbst wieder ein Stück weiterhilft. Daraus erwächst ihm Gesundheit.

Was haben alle Krankheiten gemeinsam?

Manchmal bekommen Menschen beim Lesen meines ersten Mudra-Buches das Gefühl, sie müßten alle Mudras auf einmal halten. Grund dafür ist, daß sie sich bei allen angeführten Symptomen betroffen fühlen.
Hier ist Abhilfe möglich. Denn es gibt übergeordnete Energiesysteme, die bei allen Krankheiten involviert sind. Ich habe sie schon weiter vorne in diesem Buch vorgestellt:

1. Der Lungen-Meridian
2. Die Gehirnintegration
3. Die Herzintegration
4. Der Atemreflex

Sie sind für jeden Menschen die Basis seiner Gesundheit. Ohne Immunsystem, ohne Atmung, ohne Fühlen und Denken kann Gesundheit nicht sein.
Bedenken wir dabei bitte folgendes: Wir müssen dem Körper durch Mudras und Übungen *mehr* Energie zur Verfügung stellen, als er für seine Imbalancen und Symptome verbrauchen kann. Denn nur aus dem Mehr, das dabei übrigbleibt, kann Selbstheilung entstehen.
Daher ist es sehr sinnvoll, nicht erst auf Symptome zu warten, sondern schon viel früher mit der Balance zu beginnen.
Es ist auch wichtig zu wissen, daß alle Formen der Krankheit immer mit Unterenergie in einem dieser vier Systeme beginnen. Eine Krankheit, die über Nacht ausbricht, ist lange schon im »Anmarsch« gewesen. Sie kommt nicht vom Himmel geflogen, um uns zu strafen. Wir haben sie einzig und allein selbst verursacht, auch wenn diese Tatsache für uns nicht immer gleich offensichtlich ist.

Nachfolgend möchte ich je ein Beispiel zu den vier Bereichen aufzeigen:

- *Handeln:* Wenn wir mit dem Motorrad bei Regen zu schnell gefahren sind, erleben wir durch einen dadurch verursachten Sturz oder Unfall sofort die Auswirkungen. Hier bekommen wir die Rechnung für unser Handeln unmittelbar präsentiert.

- *Denken:* Wenn wir täglich denken und fürchten: »Hoffentlich werde ich nicht so dick wie meine Mutter«, wird sich der Körper vor dieser Bedrohung schützen. Wie? Na klar, durch Pölsterchen! Diese wachsen uns natürlich nicht über Nacht. Daher erkennen wir oft nicht den Zusammenhang zwischen den sorgenvollen Gedanken und ihren Auswirkungen Jahre später.

- *Essen:* Wenn unser Verzehr an tierischen Produkten hoch ist, können wir dieser Ernährungsweise jahrelang frönen. Eines Tages merken wir jedoch, wie die Gelenke schmerzen, wie sie sich verformen, wie der Körper unbeweglich wird. Doch die Schmerzen machen Menschen leider nicht immer einsichtig. Sie nehmen Medikamente, um sich gleich danach wieder das nächste Schnitzel einzuverleiben.

- *Sprechen:* Wenn wir ein Lästermaul haben, an nichts und niemandem ein gutes Haar lassen, hinter anderer Leute Rücken Schlechtes über sie reden, geht von uns eine entsprechende Schwingung aus. Über fünf Ecken ziehen wir über andere her, nur dem Betroffenen selbst sagen wir kein Wort.

Faßt sich derjenige ein Herz und stellt uns zur Rede, schwächen wir ab: »So hab ich das nicht gemeint« oder »Ich hab ja nur Spaß gemacht« oder »Das hast du ganz falsch verstanden«. Dadurch wird Halbherzigkeit oder Feigheit offensichtlich.

Beobachten wir uns doch einmal selbst ganz kritisch,

- wieviel wir am Tag ohne Inhalt herumschwätzen,
- wie oft wir über andere reden, wenn sie nicht dabei sind,
- wie sehr wir wirklich hinter unseren Aussagen stehen, wenn wir direkt darauf angesprochen werden.

Wir reden täglich soviel Unsinn und merken nicht, daß wir uns dabei immer weiter von uns selbst entfernen und die Energie des Herzens immer dünner wird – bis auch dieser Faden reißt.

Durch unser tägliches unbedachtes Denken und Handeln, durch die unausgewogene Ernährung und sinnentleertes Sprechen gibt es eine Energieschwächung, die sich in kleinen Störungen zeigt. Werden diese nicht erkannt und behoben, weiten sie sich bis zur klinisch nachweisbaren Krankheit aus.

Ich bin überzeugt davon, daß wir Menschen viel achtsamer leben würden, wenn wir sofort und unmittelbar die Konsequenzen des soeben Gedachten, Gegessenen, Gesprochenen oder der vollzogenen Handlung erleben müßten. Da dies aber leider meist stark verzögert eintritt, fehlt uns der Bezug zu den Ursachen. Wenn etwas passiert, suchen wir immer nach einem Schuldigen. Uns fehlt die Distanz zum Erkennen, daß wir jetzt die Konsequenz unserer eigenen

Gedanken, Taten, Worte, Handlungen und Eßgewohnheiten erleben.
Für jede Krankheit und Imbalance, ja sogar für jeden Unfall und die daraus resultierende Verletzung, gibt es immer eine logische, wissenschaftliche Erklärung.
Eine häufige Antwort, die wir von Patienten mit schiefer Schulter bekommen, lautet: »Ich trage alles immer nur auf einer Seite. Daher ist mir schon klar, warum die Schultern ungleich sind.«
Wir dürfen jedoch eine solche logische Erklärung nicht als Ausrede benutzen, um eine Krankheit zu kultivieren.
Nun höre ich schon den einen oder anderen Leser förmlich aufschreien, daß das nicht immer zutrifft und daß es Situationen gibt, in die wir unschuldig hineinschlittern. Das ist nur eine oberflächliche Betrachtungsweise. Wenn wir uns wirklich eingehend damit beschäftigen, rollen wir mitunter einen Fall auf, der seinen Anfang vor 15 Jahren genommen hat.

Wenn wir uns mit der logischen Erklärung zufriedengeben, wird Heilung nie von innen heraus passieren. Die energetische Komponente muß ebenfalls mit in die Behandlung einbezogen werden.
Eine Tatsache ist, daß sich in vielen Kliniken offensichtlich Kranke befinden, die nur negative Befunde haben – und trotzdem sind sie krank.
Da es für den Großteil der Schulmedizin immer noch recht schwierig ist, die energetische Komponente anzuerkennen, lade ich all jene Menschen, denen die Schulmedizin nicht helfen kann, zu folgendem Versuch ein:

Beginnen Sie, sich einmal mit Ihren eigenen Emotionen und Gedanken auseinanderzusetzen. Dieser Prozeß findet im stillen Kämmerlein, ganz mit Ihnen alleine statt. Da ist niemand, dem Sie etwas vorspielen müssen. Sie können aufrichtig sein und müssen niemanden beschwindeln oder manipulieren.

Machen Sie mit sich selbst reinen Tisch und stellen Sie fest, welcher Gedanke oder welche Emotion Sie an einer stabilen Gesundheit hindert. Als nächstes holen Sie sich Rat von kompetenter Stelle und setzen ihn um. Der nächste Schritt ergibt sich von selbst.

7. Die Stufen zur Balance

Wenn Sie nun durch das Buch die Notwendigkeit erkannt haben, daß Sie sich jetzt gleich um Ihre Gesundheit kümmern müssen, werden manche von Ihnen kraftvoll starten und ebenso schnell damit wieder aufhören.
Es ist besser, sich ein kleines Programm zusammenzustellen, das wir auch an Tagen, an denen wir nicht so viel Zeit haben, trotzdem noch durchführen können.

1. **Der Yin-Teil**
   Die erste Stufe zur Balance besteht aus Halten der Mudras – und Trinken von grünem Tee. Dabei können wir uns auch einen Film ansehen, der nichts mit Zerstreuung zu tun hat, sondern beispielsweise unsere Bildung und unsere Kenntnisse über Gesundheit erweitert.

2. **Der Yang-Teil**
   Mit der zweiten Stufe zur Balance kann jeder sein tägliches Gesundungsprogramm ausbauen. Wir entschließen uns dabei, den Körper regelmäßig durch Übungen zu bewegen, um das Energiepotential zu erhöhen und die beschriebenen Energiesysteme zu aktivieren.

In unserem Buch »Energie durch Bewegung« finden Sie hierfür geeignete Übungen und sinnvolle Zusammenstellungen.

Mudra-Wege

Wenn wir Mudras zu unterschiedlichen Themen zusammenfassen und als sogenannten Mudra-Weg verwenden, erfahren wir eine beträchtliche Erweiterung ihres Anwendungsspektrums. Nachfolgend habe ich solche Mudra-Wege zusammengestellt.

Die Basis eines Mudra-Weges besteht aus den Fingermodi, die in diesem Buch bereits beschrieben worden sind.

Die Erweiterung eines Mudra-Weges ist durch Fingermodi aus meinem ersten Buch »Gesundheit in unseren Händen« möglich. Wenn wir die Mudras aus dem ersten Buch mitbenutzen, wird die Balance vertieft.

Als Service für unsere Leser gebe ich hier bei den Mudra-Wegen gleich die passende Übungsfolge dazu an. Sie können damit Ihr tägliches Gesundungsprogramm erweitern.

Durchführung eines Mudra-Weges

1. **Yin-Teil**

   Wie bereits an anderer Stelle ausgeführt, stellt der Yin-Teil einer Balance die innere Bewegung dar. Dieser kann noch zusätzlich durch Trinken von grünem Tee unterstützt werden. Ebenso ist es günstig, sich während des Mudra-Haltens mit geistig anregenden Dingen zu beschäftigen. Ablenkung im Sinne von Zerstreuung oder damit die Zeit schneller vergeht, ist nicht sinnvoll!

   Basis: Alle angegebenen Mudras werden hintereinander gehalten. Nach Ablauf des Mindestabstandes *kann* mit dem zweiten Durchgang begonnen werden.

   Erweiterung: Alle Mudras der Basis *und* der Erweiterung werden hintereinander durchgeführt. Als Haltezeit gilt jene, die unter »Erweiterung« angegeben ist.

2. **Yang-Teil**

   Dieser Bereich stellt die äußere Bewegung der Balance dar. Für alle, die auch diesen Yang-Teil hinzunehmen wollen, ist die entsprechende Übungsfolge am Ende des jeweiligen Mudra-Weges angegeben. In meinem Buch »Energie durch Bewegung« finden Sie die Übungen in Wort und Bild beschrieben. Zusätzlich ist auch ein gleichnamiges Video erhältlich.

Die von Ihnen ausgewählte Übungsfolge wird 2mal täglich geturnt. Der Mindestabstand dazu beträgt 30 Minuten.

1. Mudra-Weg

Die Basis der Selbstheilkräfte stärken

Wenn unser Körper bereits durch viele Symptome auf sich aufmerksam macht, wissen wir oft gar nicht, wo wir beginnen sollen.
Da wird es nun ganz einfach: Wir balancieren ab sofort ausdauernd und konsequent mindestens 21 Tage lang die vier grundlegenden Energiesysteme.

104 – Lungen-Meridian	2 Minuten
105 – Gehirnintegration	3 Minuten
106 – Herzintegration	3 Minuten
97 – Atemreflex	2 Minuten

Haltezeit: 3mal täglich, Mindestabstand 5 Minuten

2. Mudra-Weg

Übersetzen

Viele Anfragen bezüglich eines Übersetzungsmudras langten bei uns ein. Da ein Mudra dafür eine individuelle Angelegenheit darstellt und gezielt ausgetestet werden muß, schaffen wir Abhilfe durch diesen Mudra-Weg.
Beim Übersetzen sind viele akademische Fähigkeiten zur selben Zeit notwendig. Wichtig dabei ist, daß unsere Gehirnhälften integriert sind, um die Textstruktur beim Übersetzen einhalten zu können.
Wir hören eine fremde Sprache und denken das Gehörte in eine andere Sprache um. Wir übersetzen sinnvoll und gleichzeitig intuitiv. Wir bringen die Sätze klar, deutlich und mit Kraft und Schwingung in unserer Stimme hervor (und lächeln noch dabei).

1. Yin-Teil

Basis: 94 – Abbau von Übergewicht (1)
119 – Die Stufen der Gesundheit

Haltezeit: 5 Minuten, 6mal täglich,
Mindestabstand 3 Minuten

Erweiterung: 31 – Erschöpfung
69 – Organe stärken

Haltezeit: 3 Minuten, 4mal täglich,
Mindestabstand 2 Minuten

2. Yang-Teil

Übungsfolge Nr. 4 – Für klares Denken

3. Mudra-Weg

Unruhe überwinden

Unruhe wird oft in Momenten empfunden, in denen sie unangebracht erscheint. Sie wird meistens durch Imbalancen im Meridiansystem verursacht.
Dieser Mudra-Weg gleicht die Meridiane aus, um dieser Unruhe zu begegnen.

1. Yin-Teil

Basis:	79 – Flexibilität im Umgang mit Emotionen 102 – Autonomer Bewegungsreflex 103 – Autonomer Selbstheilreflex
Haltezeit:	4 Minuten, 5mal täglich, Mindestabstand 2 Minuten;
Erweiterung:	21 – Halswirbel 31 – Erschöpfung
Haltezeit:	3 Minuten, 4mal täglich, Mindestabstand 2 Minuten

2. Yang-Teil
Übungsfolge Nr. 7 – Für schnelles Lesen und Verstehen

4. Mudra-Weg

Entscheidungen umsetzen

Wir wissen oft, was wir gerne tun wollen. Doch wir trauen uns nicht, es tatsächlich auszuführen. Wir nehmen entweder falsche Rücksichten oder wir kommen nicht dazu, weil anderes sich immer in den Vordergrund drängt. Manchmal vergehen Jahre, ehe es zur Umsetzung einer Entscheidung kommt. Manchmal ist das Leben vorher schon vorbei.
Dieser Mudra-Weg unterstützt uns, getroffene Entscheidungen auch umzusetzen.

1. Yin-Teil

Basis: 85 – Sich immer über das gleiche ärgern ...
116 – Gesundheit
96 – Akne 2

Haltezeit: 5 Minuten, 3mal täglich,
Mindestabstand 2 Minuten

Erweiterung: 49 – Bein-Energie
42 – Ohrenschmerzen

Haltezeit: 3 Minuten, 3mal täglich,
Mindestabstand 2 Minuten

2. Yang-Teil

Übungsfolge Nr. 10 – Für flüssiges Schreiben

Klärung herbeiführen

Der Ausspruch stammt von einem Offizier, der sich gegen die Diktatur Napoleons erhob: Lieber ein Ende mit Schrecken als ein Schrecken ohne Ende. Eine Klärung herbeizuführen ist oft sehr unangenehm. Wir müssen mitunter Dinge aussprechen, die uns nicht so leicht über die Lippen gehen. Aus Bequemlichkeit halten manche Menschen diesen unklaren Zustand lieber aufrecht. Oft werden sie von den unklaren Verhältnissen krank. Sie scheinen es vorzuziehen, jahrelang mit der Krankheit zu leben, als sich eine kurze Zeit mit der Klärung auseinanderzusetzen.
Der Mudra-Weg Klärung unterstützt uns, ein Kristallisationspunkt der Klarheit für alle daran Beteiligten zu werden.

1. Yin-Teil

Basis:	98 – Ionisation 97 – Atemreflex
Haltezeit:	4 Minuten, 4mal täglich, Mindestabstand 4 Minuten
Erweiterung:	10 – Hüftgelenkschmerzen 39 – Augen – Unterstützung der Heilung
Haltezeit:	2 Minuten, 2mal täglich, Mindestabstand 2 Minuten und immer wieder

2. Yang-Teil

Übungsfolge Nr. 13 – Für streßfreie Prüfung

Gelerntes behalten

Oft können wir uns an die Seite eines Buches erinnern und an welcher Stelle genau es steht – aber wir wissen nicht mehr, *was* da steht.
Wenn wir Gelerntes behalten wollen, müssen die Gehirnhälften integriert und mit dem Herzen verbunden sein.

1. Yin-Teil

Basis:	120 – Krankheit und ihre Funktion 114 – Leere im sexuellen Zentrum 107 – Kommunikationsfähigkeit haben
Haltezeit:	3 Minuten, 4mal täglich, Mindestabstand 3 Minuten
Erweiterung:	68 – Kreislaufregulierung 11 – Kniegelenkschmerzen
Haltezeit:	2 Minuten, 3mal täglich, Mindestabstand 2 Minuten

2. Yang-Teil

Übungsfolge Nr. 16 – Für produktives Arbeiten

Gelerntes wiedergeben

Wir erinnern uns zwar an alles, was wir gelernt haben. Aber wir finden keine Worte dafür. Wir können es nicht beschreiben – in einer Prüfungssituation stottern wir herum. Gibt ein anderer dann die Antwort, denken wir oft: »Ja genau, das wollte ich auch so sagen.«
Gelerntes wiedergeben ist einfacher, wenn der Rücklauf vom Herz zum Gehirn funktioniert.

1. Yin-Teil

Basis:	115 – Leere im Herz 108 – Kommunikationsfähigkeit zu uns selbst 105 – Gehirnintegration
Haltezeit:	4 Minuten, 6mal täglich, Mindestabstand 2 Minuten
Erweiterung:	68 – Kreislaufregulierung 11 – Kniegelenkschmerzen
Haltezeit:	2 Minuten, 4mal täglich, Mindestabstand 1 Minute

2. Yang-Teil

Übungsfolge Nr. 18 – Für das Reisen

Gut schlafen

Schlafstörungen haben unterschiedliche Ursachen: falsches Essen, nichtverarbeitete Emotionen, Umgebung, Geräusche und anderes mehr.
Bei der Balance von Schlafstörungen mit dem Mudra-Weg geht es um die Koordination der Nerven, Meridiane und Organe.

1. Yin-Teil

Basis:	93 – Energieaufbau bei Übergewicht (3) 78 – Flexibilität im Körper
Haltezeit:	5 Minuten, 5mal täglich, Mindestabstand 3 Minuten
Erweiterung:	43 – Haare 3 – Kiefergelenk 45 – Verdauung
Haltezeit:	2 Minuten, 3mal täglich, Mindestabstand 2 Minuten und immer wieder

2. Yang-Teil

Übungsfolge Nr. 25 – Gut organisiert sein

Ohrgeräusche

Ohrgeräusche sind mittlerweile ein sehr verbreitetes Symptom. Auf diesem Mudra-Weg brauchen wir Geduld, denn manchmal kann es länger dauern, bis sich eine spürbare Veränderung einstellt.

1. Yin-Teil

Basis: 118 – Krankheit und Sozialgefüge
77 – Flexibilität ist Gesundheit
84 – Klarheit in den Emotionen

Haltezeit: 7 Minuten, 6mal täglich,
Mindestabstand 3 Minuten

Erweiterung: 6 – Wetterfühligkeit
26 – Prostata
57 – Nachdenken

Haltezeit: 2 Minuten, 4mal täglich,
Mindestabstand 2 Minuten

2. Yang-Teil

Übungsfolge Nr. 5 – Für streßfreies Lernen und Studieren

Atmung

Über Atmung habe ich schon ausführlich in diesem Buch geschrieben. Der Mudra-Weg Atmung spricht jene Bereiche, die für eine gute Atmung wichtig sind, in einer sinnvollen Reihenfolge an.

1. Yin-Teil

Basis: 110 – Kommunikation nonverbal
91 – Energieaufbau bei Übergewicht (1)
112 – Stille
76 – The first duty is to fix your body

Haltezeit: 3 Minuten, 8mal täglich,
Mindestabstand 2 Minuten

Erweiterung: 29 – Sportunfälle
33 – Bronchitis
61 – Entgiftung

Haltezeit: 1 Minute, 5mal täglich,
Mindestabstand 1 Minute

Hinweis: Ich empfehle, die Mudras der Basis *und* der Erweiterung durchzuführen.

2. Yang-Teil

Übungsfolge Nr. 1 – Zentrierung für einen guten Start in den Tag

Herz

Dieser Mudra-Weg spricht viele Symptomatiken rund ums Herz an. Beachten Sie auch das Kapitel Herzintegration.

1. Yin-Teil

Basis: 92 – Energieaufbau bei Übergewicht (2)
121 – Krankheit und Lernen
104 – Der Lungen-Meridian
95 – Abbau von Übergewicht (2)

Haltezeit: 4 Minuten, 8mal täglich,
Mindestabstand 1 Minute

Erweiterung: 54 – Schule
56 – Denken

Haltezeit: 2 Minuten, 5mal täglich,
Mindestabstand 1 Minute
und immer wieder

Hinweis: Ich empfehle, die Mudras der Basis *und* der Erweiterung durchzuführen.

Machen wir den Weg für Atmung und Herz zusammen, gilt folgende Haltezeit:
1 Minute, 5mal täglich,
Mindestabstand 1 Minute
und immer wieder

2. Yang-Teil

Übungsfolge Nr. 11 – Für müheloses Rechnen

Die Basis der Gesundheit stärken

Wir aktivieren die fünf Elemente in unserem Körper vorbeugend, um die Basis für unsere Gesundheit zu schaffen. Schließlich ist stabile Gesundheit nur mit einem hohen Energiepotential möglich. Daher ist es wesentlich sinnvoller, nicht erst auf Symptome zu warten, sondern schon viel früher mit der Balance zu beginnen.

86 – Metall-Element – *Mut zum Leben.*
Fördert die Natürlichkeit, beziehungsfähig zu sein und nicht im Schmollwinkel zu sitzen. Somit verursachen wir nichts, wofür wir uns hinterher entschuldigen müssen

87 – Wasser-Element – *Die Struktur der Sanftheit.*
Integriert die Herzenergie, die sexuelle Energie und die Meridiane

88 – Holz-Element – *Wahrnehmen, nicht eingreifen.*
Balanciert die Organe, die Ohren, die Wahrnehmung und die Augen, hilft bei Wetterfühligkeit

89 – Feuer-Element – *Erlebtes verarbeiten und alte Muster aufgeben.*
Stabilisiert die Herz- und Kreislaufenergie, fördert den Respekt und die Disziplin

90 – Erd-Element – *Heil sein ist natürlich.*
Baut allgemeinen Streß ab und das Immunsystem auf, verbessert die Konzentration und unterstützt die Atmung.

Haltezeit: die Mudras hintereinander jeweils 2 Minuten halten mit 1 Minute Abstand

8. Und was tun wir, wenn wir gesund sind?

Jeder Kranke weiß Gesundheit mehr zu schätzen als jener, den gerade nichts plagt. Körperliche und geistige Gesundheit stellt unser höchstes Gut dar.
Doch was fangen wir damit an? Verbringen wir die Zeit mit überflüssigen Dingen und leben einfach drauf los – oder leben wir so bewußt, daß wir unseren eigentlichen Lebenszweck endlich erkennen und in ihm auch aufgehen?
Ein Mensch, dessen irdische Wünsche sich alle erfüllten, mag überlegen, wozu er noch lebt. Oft habe ich auf diese Frage ein Achselzucken geerntet. In diesen Fällen greife ich gerne auf die »Glücklichen Vier« zurück. Die Beschäftigung damit gibt uns plötzlich neue Perspektiven, sogar dann, wenn das Leben als »bereits gelaufen« betrachtet wird.

Die Glücklichen Vier
Beziehung – Geld – Sexualität – Spiritualität

Stellen wir uns doch vor, es gäbe die Glücklichen Vier in unserem Leben nicht: Beziehung – Geld – Sexualität – Spiritualität (Geisteskraft).
Welche Ziele hätten wir noch? Wohin führte unser Streben? Wo wären unsere Triebfedern? Welche Richtung nähmen wir?
Die Glücklichen Vier sind ebenfalls in den fünf Elementen angesiedelt. Sie beginnen im Metall-Element.

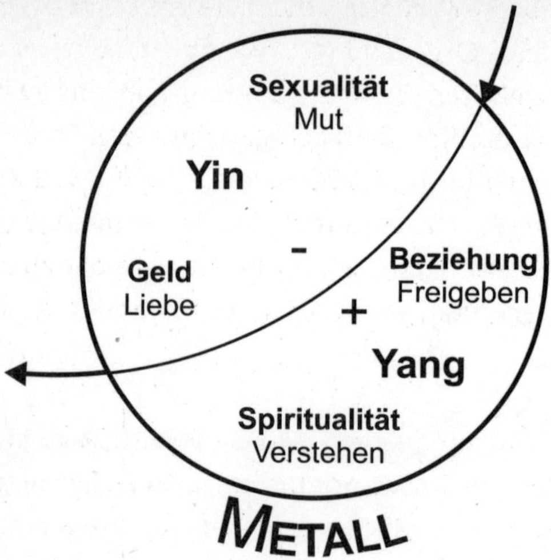

Die Unterbegriffe der Glücklichen Vier

Yin

Geld – Liebe

Sexualität – Mut

Yang

Beziehungen – Freigeben

Spiritualität – Verstehen

Über *Geld* gibt es Aussagen wie »Geld stinkt« oder »Geld hat man, aber man spricht nicht darüber«. Ähnlich verhält es sich bei *Sexualität.* Keiner spricht wirklich darüber, obwohl pausenlos darüber geredet wird. Jeder lebt Sexualität auf seine Art, und viele sind peinlich berührt, wenn man sie darauf anspricht. Die Berührungsängste bei Geld und Sexualität sind einander sehr ähnlich.

Sexualität haben ist wichtig – dient sie uns doch zu 95 Prozent als heilende Organenergie. Womit wir meistens so unsere Schwierigkeiten haben, das ist die eigentliche, die praktizierte Sexualität. Sie macht aber nur fünf Prozent der gesamten Sexualität aus (siehe auch die Kapitel Metall- und Wasser-Element). Die Natürlichkeit der Sexualität entfaltet sich erst dann, wenn wir aufhören, darüber zu reden. Wenn wir beginnen, sie in Stille und Intimität zu erfahren.

Geld – Während wir arbeiten und Geld verdienen, können wir nirgendwo sonst sein. Somit sind jeder Geldschein und jede Münze, die wir ausgeben, ein Teil von unserem Leben: Wir haben dafür *Lebenszeit* gegeben.
Die Perversion unserer Zeit ist, daß wir keinen Bezug mehr zum Geldwert haben. Wir spielen mit Papierschnitzeln (Schecks), Plastikkarten und Unterschriften. Wir wissen kaum noch, wie sich Geld anfühlt oder wie Geld aussieht. Wer kann denn auf Anhieb sagen, wer oder was auf einem Geldschein oder auf einer Münze abgebildet ist?
Uns muß bewußt sein, daß Geld einen Teil unserer Lebenskraft darstellt. Ist der Umgang mit Geld streßbesetzt, können wir auch nicht lieben. Wenn wir uns selbst nicht lieben, brauchen wir andere, die uns lieben. Lieben sie uns nicht mehr, dann geht's ums liebe Geld. Beispiele unzähliger Scheidungen bringen es an den Tag – Geld ist Liebe. Denn fehlt die Liebe, streiten Menschen ums Geld und gehen oft auf übelste Weise miteinander um.

Förderliche *Beziehungen* eingehen setzt voraus, daß wir nicht verwickelt sind. Nur dann, wenn wir die Person, die Gruppe oder auch Gegenstände immer wieder freigeben, können wir mit Distanz und damit immer wieder aufs neue in Beziehung treten. Halten wir etwas fest, sind wir in einer sogenannten Verhaftung festgefahren. Verhaftetsein heißt, daß ein Mensch oder ein Objekt Teil unseres Lebens geworden ist, den wir selbst nicht ausfüllen wollen.
Ein typischer Satz für das Verhaftetsein wäre zum Beispiel: »Ich kann ohne dich nicht leben. Ich brauche dich!« oder »Nur du allein bist mein Sonnenschein«.
Freigeben hat nichts mit dem oft schmerzhaften Loslassen zu tun! Vielmehr ist Freigeben ein freiwilliger, fröhlicher und entspannter Prozeß, der täglich praktiziert werden muß. Durch rechtzeitiges Freigeben kommen wir erst gar nicht in die Lage, etwas loslassen zu müssen. Alles, was wir festhalten, werden wir verlieren. Wieviel Kraft verlieren wir beim Festhalten? Hingegen kann alles, was wir freigeben, zu uns zurückkommen.

Spiritualität ist ein Begriff, mit dem nur wenige Menschen etwas anfangen können. Die einen meinen, wenn sie einen Parkplatz im Stadtkern visualisieren und diesen dann auch vorfinden, sind sie schon sehr spirituell veranlagt.
Andere Menschen glauben wiederum, daß Spiritualität nur in der Abgeschiedenheit stattfindet, weg vom Lärm der Welt. Da sie sich selbst auf Grund ihrer vielen Verpflichtungen nicht zurückziehen können, bleibt Spiritualität für sie ein Begriff, der nichts mit ihrem eigenen Leben zu tun hat.

Wenn wir Spiritualität in unsere Geisteskraft einbringen wollen, müssen wir beginnen, alles was ist und auch nicht ist, zu verstehen. Verstehen hat nichts mit Verständnis zu tun. Wenn wir etwas wirklich verstehen, müssen wir uns nicht mehr darüber aufregen. Weil wir etwas verstanden haben, wissen wir, warum Dinge und Menschen so sind, wie sie sind – auch wenn sie uns nicht passen.

Jeder einzelne der vier Begriffe – der Glücklichen Vier – hat großen Einfluß auf unser Leben. Es ist nicht möglich, nur einen davon zu leben und die anderen zu vernachlässigen. Die Glücklichen Vier sind die Triebkraft in unserem Leben und untrennbar miteinander verbunden. Wenn nur ein Begriff davon nicht gelebt wird, liegen wir auch mit den anderen im argen.

1. Beispiel: Wenn ein Mensch Geldprobleme hat, gilt seine ganze Aufmerksamkeit meistens nur der Geldbeschaffung. Oft löst sich das Geldproblem von allein, wenn er zum Beispiel seine Beziehungen klärt.

2. Beispiel: Ein Mensch wurde von seinem Partner schwer enttäuscht (Sexualität) und findet Zuflucht in seinem Glauben und im Gebet (Spiritualität). Nicht gelebte Sexualität läßt die Menschen vertrocknen, geizig werden mit Geld und hadern mit jeder Beziehung. Wir kennen genug Leute, die ein verkniffenes Leben mit zynischen Bemerkungen über andere führen, aber jeden Sonntag brav in die Kirche gehen.

3. Beispiel: Eine Frau lebt mit Depressionen, weil die Liebe ihres Mannes angeblich erloschen ist. Der Grund für ihre Annahme ist, daß Sexualität nur noch selten praktiziert wird. Der Mann schenkt ihr zwar reichlich Geld, gibt viel Zeit seines Lebens, um ihr jeden Wunsch zu erfüllen – doch das reicht ihr nicht. Die Beziehung ist scheinbar kaputt. Besser wäre es, an der Beziehung zu sich selbst zu arbeiten, damit ein Freigeben möglich wird. Würde diese Frau mit den Begriffen der glücklichen Vier bewußt umgehen, hätte sie schon lange gelernt, daß Geld auch Liebe ist. (Gelänge es ihr eines Tages, die Liebe ihres Mannes abzutöten, wäre mit Sicherheit auch der Geldhahn zu. Dann würde sie noch depressiver werden.) Sie würde auch wissen, daß praktizierte Sexualität nur 5 Prozent der gesamten sexuellen Energie darstellt. Wenn sie die restlichen 95 Prozent in kreative Energie umwandelt, bekäme sie Mut, ihr eigenes Leben zu fördern.

Sie würde erkennen, daß es im Leben noch anderes gibt, als ihr Leben an einen einzigen Menschen zu hängen. Sie würde etwas in sich finden (Spiritualität), das ihr ein Verstehen für ihre Lebenssituation gibt. Ihr Mann erschiene ihr in einem anderen Licht. Sie könnte seine Art der Liebe würdigen und am Geld, das er ihr reichlich gibt, erkennen, wieviel Lebenszeit sie ihm wert ist.

Merke: Die Glücklichen Vier sind untrennbar miteinander verbunden und stellen die Triebfeder in unserem Leben dar. Mit dieser Triebfeder täglich bewußt zu leben, bringt eine Stabilität unserer Gesundheit auf allen Ebenen.

Wenn Sie, liebe Leser, an diesem Thema noch mehr interessiert sind, besuchen Sie doch unser Wochenendseminar »Die Glücklichen Vier« (Teil 1 und 2). Kurstermine erfahren Sie auf Anfrage in Baden (Adresse im Anhang).

Teil III

Anhang

Grüner Tee

Tee ist die älteste Kulturpflanze der Welt und wurde nachweislich schon vor 5000 Jahren angebaut. Die Teepflanze ist eigentlich ein Baum und kann 18 Meter Höhe erreichen. Deshalb wurde der Teebaum gestutzt, damit sich die Blätter besser pflücken lassen. Somit gibt es heute die speziell gezüchteten Teesträucher.

Die Kultur des Tees kam um 200 n. Chr. von China nach Japan. Dort wurde sie weiter verfeinert. Die japanische Teezeremonie ist heute bekannter als die chinesische. Auch in anderen Ländern hat die Teekultur vom Wachsen bis zum getrockneten Blatt lange Traditionen. China und Japan gelten als die alten Teekultur-Länder, Indien und Ceylon sind die neuen.

Verschiedene Methoden der Zubereitung sind sowohl für grünen Tee als auch für schwarzen Tee bekannt. Beide haben als Ausgangsprodukt das Teeblatt vom Teebaum. Ihre Verarbeitung nach der Ernte geht jedoch unterschiedliche Wege.

Im schwarzen Tee wird das Teeblatt gerollt und gebrochen. Dabei tritt die Flüssigkeit aus. Die Masse wird nun bei feuchter Hitze fermentiert, wobei sich eine Art Schimmel bildet. Nach etwa 48 Stunden wird die Fermentation durch Hitze unterbrochen, der Schimmel abgetötet und der Tee getrocknet. Nach der Trocknung wird der Tee gesiebt – die Blattgröße macht die Qualität aus: Je höher das Blatt liegt,

desto besser ist es. Jene Teile, die bis in die untersten Siebe fallen, sind nicht mehr so gut, gelangen aber mit mehr oder weniger schönen Namen – Stardust (Sternenstaub) zum Beispiel – versehen ebenfalls in den Handel.
Schwarzer Tee beinhaltet wie Kaffee auch Koffein. Es wird nur beim Tee Tein genannt, um seine Herkunft näher zu definieren. Die chemische Substanz ist jedoch die gleiche. Der schwarze Tee wird so bearbeitet, daß das Koffein in gleicher Weise für den Körper verfügbar ist.
Das Koffein im Kaffee und im schwarzenTee wirkt destabilisierend auf das Herz-Kreislauf-System. Außerdem reizt das Koffein die Nebennieren zur Adrenalinausschüttung. Für den Körper besteht damit ständig ein latenter Streßzustand.

Merke: Koffein aus Kaffee und Schwarztee ist ein Energieräuber, wenn es täglich konsumiert wird.

In China und besonders in Taiwan wird die Kultur des grünen Tees gepflegt. In Taiwan finden wir auch die einzige Forschungsstation dieser Welt, die es sich zur Aufgabe macht, das Geheimnis um den grünen Tee zu lüften.
Der grüne Tee wird gepflückt, gerollt, getrocknet, kurz erhitzt – dann ist er gebrauchsfertig. Die Blätter werden nicht gebrochen oder irgendwie anders verletzt.
Dieser grüne Tee enthält auch Koffein, aber in einer anderen Form! Dadurch wird es vom Körper anders aufgenommen – in der Fachsprache heißt das, die Galenik des Koffeins aus dem schwarzen und aus dem grünen Tee ist unterschiedlich. Zu deutsch: Die gleiche Substanz wirkt in unterschiedlicher Weise auf den Körper ein.

Das Koffein im grünen Tee wirkt stimulierend auf das Zentralnervensystem und auf den Gehirnstamm. Somit regt der grüne Tee von innen her an – wir werden wach, sind aber ruhig. Den Flash oder das Zappeligwerden, wie wir es vom Kaffee oder schwarzen Tee her kennen, gibt es hier nicht.
Dem grünen Tee wurden viele Ehren zuteil – Gedichte und Geschichten ranken sich um ihn. Künstler malten die Teepflanzen, und Teezeremonien werden mit besonderer Aufmerksamkeit begangen.
Es kann sich dabei sicher nicht um *den* Tee handeln, den wir hier bei uns in den Regalen finden. Es muß sich hier schon um ein außergewöhnliches Produkt handeln.

Der grüne Tee wirkt auf besondere Art – ich will sie anhand eines anderen Beispiels erklären:
Wir kennen alle das Produkt Aspirin. Eine Aspirin-Tablette besteht zu 500 mg aus dem Wirkstoff ASS – Acetylsalicylsäure – und zu 100 mg aus Stärke. Diese 600 mg werden unter hohem Druck in Stahlformen zu Tabletten gepreßt.
Das Aspirin ist eines der ältesten Medikamente auf dem Markt (etwa seit 100 Jahren). Das Patent dazu ist längst abgelaufen, daher für andere Hersteller frei verfügbar. Nun gibt es Firmen, die sagen, Aspirin sei zu teuer, denn der Wirkstoff ASS wäre auf dem Weltmarkt spottbillig. Aus einem Kilogramm stellt man 2000 Tabletten her.
Diese Firmen ahmen Aspirin nach, geben ihm einen anderen Namen und bringen es viel günstiger auf den Markt. Nun wundern sich manche Konsumenten, warum sie – um die gleiche Wirkung zu erzielen – von Aspirin nur halb

soviel einnehmen müssen wie von einem anderen Produkt, obwohl die Zusammensetzung des Medikaments exakt die gleiche ist.

Das liegt daran, daß die Hersteller von Aspirin den Feuchtigkeitsgrad, den Druck beim Verpressen und dergleichen genau erforscht haben. Somit zerfällt die Tablette im Körper genau an der Stelle, wo die Substanz am besten gegen die Symptome wirksam werden kann. Dem Hersteller des Konkurrenzprodukts fehlt dieses Wissen.

Vergleichsweise ähnlich liegt der Fall beim Koffein des schwarzen und grünen Tees. Das Koffein aus dem Kaffee und dem schwarzen Tee wirkt sich ungünstig auf das Herz- und Kreislaufsystem aus. Gleichzeitig reizt es die Nebennieren und versetzt den Körper somit in einen latenten Streßzustand.

Das Koffein des grünen Tees wirkt auf das zentrale Nervensystem und den Gehirnstamm stimulierend, putscht aber nicht auf.

Galenik ist die Wissenschaft von den natürlichen Heilmitteln und der biologischen Verfügbarkeit der einzelnen chemischen Komponenten im Körper. Es ist eine hohe Kunst, Arzneimittel so zu komponieren, daß bei minimalem Einsatz von Wirkstoffen eine optimale Ausnutzung dieser entsteht.

Grüner Tee ist nicht grüner Tee

In Japan und Amerika wurde man auf diesen grünen Tee aufmerksam. Berichte aus dem Jahr 1988 bestätigten die Wirkung auf das Zentralnervensystem und auf den Gehirnstamm. Weiterhin verhindert der Tee nachweislich die Zelldegeneration, baut Allergien ab und kann Krebs vorbeugen.

In einem Artikel der Universität Berkeley wird nachdrücklich darauf hingewiesen, daß diese Beschreibung nicht auf den normalen grünen Tee zutrifft, den man für etwa sechs Mark pro 100 g in jedem Teegeschäft kaufen kann. Die Studien beziehen sich auf jene Spitzensorten, die normalerweise im Handel nicht erhältlich sind.

Diese Tees werden größtenteils noch von Hand angebaut, gepflegt und gepflückt. Der Aufwand für diese Teeherstellung ist vergleichbar mit dem, den Spitzenwinzer in Frankreich und in anderen Ländern für ihre edlen Weine betreiben.

Ich selbst beschäftige mich seit 35 Jahren mit Tee. Den grünen Tee, von dem ich hier spreche, entdeckte ich vor etwa 18 Jahren. Da ich und viele meiner Freunde diesen Tee sehr gerne trinken, begannen wir vor fünf Jahren, das Produkt direkt zu importieren. Dadurch wurde es auch möglich, interessierten Menschen dieses Getränk zugänglich zu machen.

Mein Freund Christian und ich besuchen jährlich diese Teeanbaugbiete. Nach Prüfung der Qualität und der Energie des Tees kaufen wir den Tee beim Bauern direkt vom Feld. Manchmal beträgt die Ernte eines Feldes nur 18 kg.

Bei uns stehen 19 Sorten zur Auswahl. Manchmal kann der Bedarf an einer bestimmten Sorte nicht gedeckt werden. Trotzdem müssen unsere Kunden ihn nicht entbehren, denn sie weichen inzwischen auf eine andere Sorte mit ähnlichem Wirkungsgrad aus.
Die Spitzensorten des grünen Tees sind natürlich in einer höheren Preiskategorie angesiedelt. Sie erscheinen auf den ersten Blick teuer. Doch dazu sollte man wissen, daß aus einem Teelöffel getrockneter Teeblätter fünf bis sieben Aufgüsse gewonnen werden können. Wenn wir jetzt rechnen, bekommt dieser Tee durch seine Ausgiebigkeit wieder einen ganz zivilen Preis.
Grüner Tee hebt unser Energiepotential und fördert den autonomen Bewegungs- und Selbstheilreflex. Er hilft beim Umdenken und unterstützt uns, die tägliche Disziplin an Übungen und Gedankenhygiene konsequenter zu leben. Trotz seiner zahlreichen positiven Wirkungen ist der grüne Tee kein Arzneimittel, sondern ein *Nahrungsmittel*. Ein Täßchen Tee pro Tag reicht nicht aus! An der Universität von Berkeley wurde herausgefunden, daß die tägliche Menge bei fünf bis sieben Teeschalen liegen sollte, um die beschriebene Wirkung zu erreichen.
Wenn Sie nun in den neuen Teegenuß kommen wollen, fordern Sie am besten zunächst unsere ausführliche Tee-Fibel an (siehe S. 284).

Verzeichnis der verschiedenen Symptome

Die einzelnen Mudras beziehen sich in erster Linie auf die Artikel. Sie können aber auch Ihren persönlichen Mudra-Weg zusammenstellen: Wollen Sie beispielsweise Ihr Immunsystem stärken, dann wählen Sie aus dem nachfolgenden Verzeichnis jene Mudras aus, die unter diesem Stichwort aufgeführt sind. So finden Sie Ihren ganz individuellen Mudra-Weg.
Doch bitte beachten Sie: Weniger ist mehr! Gewählte Mudras sollten Sie schon möglichst 21 Tage lang halten, bevor Sie damit aufhören oder mit einem neuen Mudra-Weg weitermachen.

Stichwort	Mudra-Nummer; Mudra-Weg (Mw)
Allergie	78, 80, 81, 82, 83, 113, 119
Akne	78a, 96
Atemreflex	79, 97
Atmung	77, 78, 79, 80, 81, 82, 83, 88, 90, 92, 95, 96, 101, 104, 105, 107, 111, 114, 117, 121; Mw 10
Aufrichtigkeit	121
Augenenergie	84, 88, 98
Ausdauer	106
Autonomer Bewegungsreflex	102, 111, 115, 116, 117
Autonomer Selbstheilreflex	103

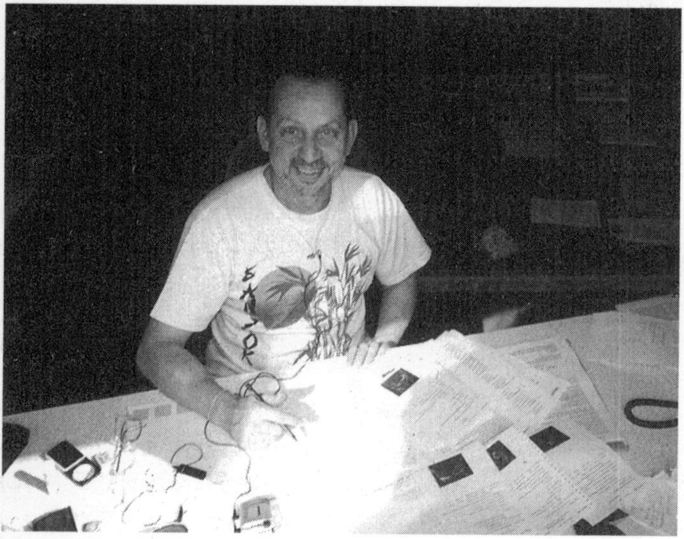

Kim da Silva

Über den Autor:

Damals:

Kim da Silva studierte Chemie, Physik, Botanik, Mikrobiologie und Lebensmittelchemie mit Abschluß.

Nach fünf Jahren Tätigkeit als Assistent an der Freien Universität Berlin und sechsjähriger Forschungsarbeit in der chemischen Industrie arbeitete Kim viele Jahre im Labor für einen pharmazeutischen Weltkonzern.

Kim da Silva interessierte sich immer schon für Philosopie.

Über den Kampfsport kam Kim bereits in Jugendjahren mit fernöstlichen Philosophien in Kontakt, denn im Kampfsport kämpft man, wie man denkt.

Das Ziel ist es dabei, durch Gelassenheit den inneren Gegner zu besiegen.

Anfang der 70er Jahre studierte er ein Jahr an der Hindu-Universität in Banares und weitere sechs Monate an der Universität in Madras Indische Philosophie und Yogawissenschaften.

1978 begann er nach Abschluß seiner Shiatsu-Ausbildung mit der Ausbildung in Kinesiologie.

Seit 1982 kamen verschiedene Studienaufenthalte in Japan, China, Taiwan, Hongkong, Sri Lanka, Burma und Thailand dazu.

1986 begegnete er das erste Mal Master Mantak Chia und ist seit 1988 Lehrer für Healing Tao. 1990 erschien Kim's erstes Buch.

Heute:

Kim da Silva arbeitet seit 1987 selbständig und hält Seminare, Vorträge und Einzelberatungen. Seit 1990 verbringt Kim bis heute mindestens vier Monate im Jahr in Asien mit seiner persönlichen Weiterbildung. Er sieht seine Arbeit nicht als Alternative, sondern als Erweiterung des Bestehenden.

Zukunft:
Durch neue, zeitgemäße Kurse und Vorträge sollen Menschen im Erkennen und Finden ihrer Gesundheit und Balance selbständiger werden. Das Schreiben von Büchern ist Kim da Silva wichtig, um energetische Wissenschaft und Philosophie anwendbar zu machen. Sein persönlicher Leitspruch lautet:

Um sein Nicht-Wissen wissen, ist Gesundheit,
Wissenschaft nicht kennen, ist Krankheit.
Lao Tse

Kontaktadressen:

Über die angeführten Adressen erhalten Sie Informationen über Seminare, Vorträge und Kurse von Kim da Silva.

Deutschland:

Gisela Baum
Bleicherstraße 19
D-28203 Bremen
Tel. + Fax: (0049) 0421/325 338

Kim da Silva
Kameruner Str. 50
D-13351 Berlin
Tel.: (0049) 030/45290-765
Fax: (0049) 030/45290-766
eMail: KimdaSilva_Berlin@web.de

Österreich:

Do-Ri – Das Mensch-Sein fördern
Lambrechtgasse 7
A-2500 Baden
Tel.: (0043) 02252/432 43-0
Fax: (0043) 02252/432 43-18
Internet: www.Do-Ri.com
eMail: eMail@Do-Ri.com

Hanno Weiss
Armin-Diem-Gasse 14
A-6850 Dornbirn
Tel. + Fax: (0043) 05572/207 74
eMail: hanno.weiss@utanet.at

Kim da Silva
Gesundheit in unseren Händen

Ausgehend von uralten Erkenntnissen der östlichen Heilkunde entwickelte Kim da Silva ein Konzept, wie man heute die sogenannten »Mudras« oder Finger-Reflexzonen im alltäglichen Leben sinnvoll und hilfreich anwenden kann.

Kim da Silva
Meinen Körper in meine Hände nehmen

Mudras sind spezielle Fingerhaltungen, die Selbstheilungsenergie aktivieren. Kim da Silva zeigt, wie sie bei Krankheitssymptomen angewendet werden können, und vermittelt ein Verständnis für die Zusammenhänge körperlicher und seelischer Harmonie.

Knaur
MensSana

Kim da Silva / Do-Ri Rydl
Energie durch Bewegung

Die auf jahrelangen Erfahrungen der Autoren basierenden kinesiologischen Übungen eignen sich gleichermaßen für Jung und Alt. Sie sind einfach auszuführen und motivieren dazu, etwas für die eigene Gesundheit zu tun.

Kim da Silva / Do-Ri Rydl
Kinesiologie

Edu-Kinesthetik (Educational Kinesthetik) ist die einzige Form von Kinesiologie, die der Laie anwenden kann. Ohne auf einen Therapeuten angewiesen zu sein, kann man in eigener Verantwortung üben und täglich etwas für sein Wohlbefinden tun.